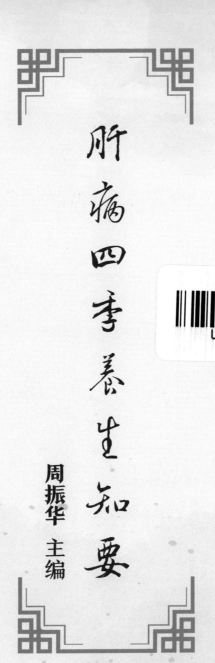

肝病四季养生知要

周振华 主编

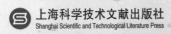

上海科学技术文献出版社
Shanghai Scientific and Technological Literature Press

图书在版编目（CIP）数据

肝病四季养生知要 / 周振华主编 . 一上海：上海科学技术
文献出版社 ,2022
　ISBN 978-7-5439-8563-6

　Ⅰ . ①肝… 　Ⅱ . ①周… 　Ⅲ . ①肝疾病—防治 　Ⅳ .
① R575

中国版本图书馆 CIP 数据核字 (2022) 第 074462 号

责任编辑：付婷婷
封面设计：张德仁

肝病四季养生知要
GANBING SIJI YANGSHENG ZHIYAO
周振华　主编
出版发行：上海科学技术文献出版社
地　　址：上海市长乐路 746 号
邮政编码：200040
经　　销：全国新华书店
印　　刷：商务印书馆上海印刷有限公司
开　　本：890mm×1240mm　1/32
印　　张：6.25
字　　数：128 000
版　　次：2022 年 8 月第 1 版　2022 年 8 月第 1 次印刷
书　　号：ISBN 978-7-5439-8563-6
定　　价：88.00 元
http://www.sstlp.com

编委会

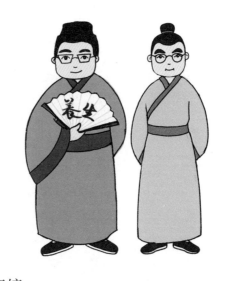

生老病死，天地共理。从唯物论的角度而言，似乎是颠扑不破的真理。虽然历史和社会的发展、科学技术的进步使人类的平均寿命越来越长，但是距离人类可以到达的预期寿命还有不少距离。花甲之年谓年少，期颐之年仍罕见，何也？疾病和人类的自我保健当未至臻之故。

养生之术已逾三千年之久，一向受到医家及百姓之重视，并有不少学之行之，古今均有代表人物。如今养生已经成为专门的一个学科，除了传承中医药的内容外，又增加了科学研究之内涵。事实证明，养生是延长人类寿命和提高健康素质的重要手段。

人体的养生包括整体、阴阳、气血、脏腑、经络。气血平衡、脏腑安和是最基本的要求，无论养生或是疗疾都要遵循这个原则。

肝脏是人体主要的器官，其生理、病理情况与人体的健康密切相关，所以说健康的肝脏，是健康的身体的必要保障。

我院青年医师周振华博士，热爱和推崇中医学，博览群书，积数年临证经验体会，写成《肝病四季养生知要》一书，读来颇有趣味和收获。本书虽属科学普及著作，但其编撰极有特色。

一为"全面"。全书各章节围绕中医肝病养生为题做了简捷和必要的介绍，如中医"肝"的概念，肝病的分类，各种肝病的临床特点、主要治法和养生保健等。在养生一节中又分门别类，从活动、休息、饮食、宜忌等方面做了概述。全书还包括非药物治疗部分的内容，使读者能获得比较全面的养生知识，条理清晰，便于索骥。

二是"简捷"。书中所介绍的内容虽主要为中医药专业知识，但作者以由浅入深的方式进行铺开，通俗易懂，无论是穴位养生或饮食指导都能掌握和理解，而且还添加了部分现代医学的内容，力求内容丰富全面。

三是"实用"。由于中医药的特点，一般人较难弄懂和掌握，本书中介绍的各种养生知识，许多已成为常识或共识，而更重要的是读者能够自己操作，无论针刺、按摩或养生食疗都较简易可行，对号入座，随时可用，无疑是最受病家和读者欢迎的知识和方法。

本书强调中医肝病养生的主要方法，但仍提醒要配合医生，定时随访，千万不能自作主张，任何的保健方法和营养食品都不能代替正规的治疗，多做一次必要的检查可以减少一分严重疾病的危险，这是一种实事求是的精神。

科普知识虽非前沿或高超的理论，但却是关乎全民卫生保健事业的一项重大任务和措施。愚意任何著述字不在多，贵乎实在。读者所求者，言而有物，读之有得。希望有更多像周博士一样的中青年医务人员，花些精力和时间多写一些高质量和受到读者欢迎的科普著作。

　　孤陋之语，聊以为序。

二〇二二年于曙光医院从游阁

目　录

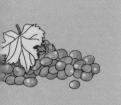
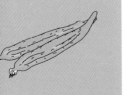

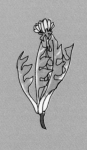

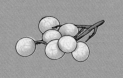

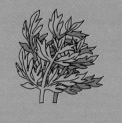

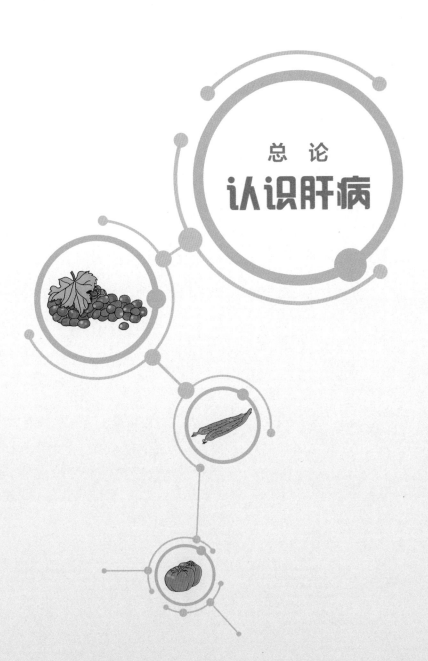

总　论

认识肝病

　　在我国，临床上常见的肝病主要有病毒性肝炎、非酒精性脂肪性肝病、酒精性肝病、肝硬化、自身免疫性肝病、药物性肝损伤、原发性肝癌等。这些疾病常反复发作，病程较长，迁延难愈。在治疗的过程中，正确的养生便尤为重要，素有"三分治，七分养"的说法。目前随着肝病人数的逐渐增多，如何有效的养生也越来越为广大肝病患者所关注。

一、病毒性肝炎

　　病毒性肝炎是指感染甲型肝炎病毒（hepatitis A virus, HAV）、乙型肝炎病毒（HBV）、丙型肝炎病毒（HCV）、丁型肝炎病毒（HDV）、戊型肝炎病毒（HEV）、庚型肝炎病毒（HGV）和其他嗜肝病毒而引起的以肝脏炎症和坏死病变为主要表现的传染性肝脏疾病，是世界范围内的重大传染性疾病。

　　世界卫生组织（WHO）2017年发布的《全球病毒性肝炎报

告》中指出，2015年全球有134万人死于病毒性肝炎感染，其中90%的患者是死于慢性乙型肝炎和慢性丙型肝炎引起的肝硬化和原发性肝细胞癌。据此，世界卫生组织提出了"2030年消除病毒性肝炎作为重大公共卫生威胁"的目标：与2015年基线水平相比，病毒性肝炎慢性感染（以乙型肝炎和丙型肝炎为主）者下降90%，病死率下降65%。

在我国，常见的病毒性肝炎类型为乙型肝炎和丙型肝炎。2014年，中国疾病控制中心对全国1～29岁人群乙型肝炎血清流行病学调查结果显示，1～4岁、5～14岁和15～29岁人群乙肝病毒表面抗原（HBsAg）流行率分别为0.32%、0.94%和4.38%。据统计，目前我国一般人群HBsAg流行率为5%～6%，慢性HBV感染者约7 000万例，其中慢性乙型肝炎患者2 000万～3 000万例。我国1～59岁人群血清抗-HCV阳性率为0.43%，在全球范围内属于低流行地区。由此推算，我国一般人群HCV感染者约560万，加上高危人群和高发地区的HCV感染者，共计约1 000万例。

根据疾病发展的不同阶段，病毒性肝炎可分为急性病毒性肝炎和慢性病毒性肝炎。急性病毒性肝炎常见的有急性甲型肝炎、急性乙型肝炎、急性丙型肝炎、急性戊型肝炎等。慢性乙型肝炎主要为慢性丙型肝炎和慢性乙型肝炎。目前抗病毒治疗是慢性丙型肝炎和慢性乙型肝炎的主要治疗手段。慢性丙型肝炎在临床上经规范的抗病毒治疗可以临床治愈，但是慢性乙型肝炎的抗病毒治疗仍面临着乙肝病毒的脱氧核糖核酸（hepatitis B virus deoxyribonucleic acid, HBV-DNA）变异率高、HBV病毒基因耐药变异、乙肝病毒表面抗原和e抗原血清学转换率低等治疗难点。因此，研发以临床治愈（功能性治愈）为目标的创新药物，并评价和现有药物的协同、联合等作用仍是目前尚待研究或解决的临床问题。

二、非酒精性脂肪性肝病

非酒精性脂肪性肝病（non-alcoholic fatty liver disease, NAFLD）是一种与胰岛素抵抗（insulin resistance, IR）和遗传易感密切相关的代谢应激性肝脏损伤。2020年2月国际肝病专家建议将NAFLD更名为代谢相关脂肪性肝病（metabolic associated fatty liver disease, MAFLD）以突出本病与内分泌、代谢综合征等的密切关系。NAFLD的疾病谱包括非酒精性肝脂变、非酒精性脂肪性肝炎及相关的肝硬化，最终可转变成终末期的肝衰竭及肝癌。近年来，NAFLD的发病率逐年上升且呈低龄化趋势，研究显示，NAFLD的全球发病率为25.24%，其中10%～30%为非酒精性脂肪性肝炎，相关肝纤维化年发病率为9%，相关肝细胞癌（HCC）发病率为每年0.44/1 000人。在我国，NAFLD患病率近10年间从15%增加到31%以上。因此，NAFLD是世界范围内最普遍的慢性肝脏疾病，已取代慢性乙型肝炎成为我国最常见的慢性肝病，也成为健康体检肝生物化学指标异常的首要原因。

三、酒精性肝病

酒精性肝病（alcoholic liver disease, ALD）是指长期过量饮酒导致的肝脏疾病，包括酒精性脂肪肝、酒精性肝炎、酒精性肝纤维化、酒精性肝硬化。其严重程度与饮酒量、饮酒时间、遗传、性别、营养状态和伴随疾病等因素相关，90%～95%饮酒者可以发展为酒精性脂肪肝，30%～35%饮酒者继而会发展为比较严重的酒精性肝病，如酒精性肝炎、肝纤维化、肝硬化及肝细胞癌。酒精性肝病的主要治疗方法是限制饮酒或戒酒；改善已存在的继发性营养不良和对症治疗酒精性肝硬化及其并发症。

四、肝硬化

肝硬化是指由肝炎病毒或寄生虫感染、饮酒、药物等原因引起的以肝脏弥漫性纤维化、假小叶形成、肝内外血管增殖为特征的病理阶段，代偿期肝硬化多无明显的临床表现，失代偿期肝硬化以门脉高压和肝功能严重损伤为特点，常见的并发症有腹水、消化道出血、肝性脑病、肝肾综合征、脓毒血症和肝癌等。在我国，肝硬化常见的病因主要是慢性乙型肝炎和慢性丙型肝炎，此外，还有酒精性肝硬化和血吸虫性肝硬化等。

肝硬化的治疗以综合性治疗为主。乙型肝炎和丙型肝炎引起的肝硬化应当尽早进行抗病毒治疗，并积极防治并发症。

五、自身免疫性肝病

自身免疫性肝病是由自身免疫反应引起的肝脏慢性炎症，主要包括自身免疫性肝炎、原发性胆汁性胆管炎、原发性硬化性胆管炎及其重叠综合征等。

1. 自身免疫性肝炎

女性多发，男女比例为1:4，年龄上以10～30岁及40岁以上患者多见。主要表现为慢性肝炎，部分患者无明显症状，仅在体检时发现；少数病情急重者，出现呕血或黑便，转氨酶和胆红素水平高。临床亦可见该病合并其他免疫性疾病，常见的有类风湿关节炎、甲状腺炎、溃疡性结肠炎、1型糖尿病等。

2. 原发性胆汁性胆管炎

原称为原发性胆汁性肝硬化，是以胆汁淤积为主要特征的一种慢性进行性肝脏疾患，其病理特征是自发性的肝内小胆管破坏和胆汁淤积及肝纤维化。本病以中老年妇女最为常见，男女之比为1:9。多数患者起病隐匿，发现时已进展至肝硬化。患者早期出现皮肤发痒，之后症状逐渐加重，常伴随黄疸、腹痛、肝大、皮肤异常发黑、眼睑上有浅黄色斑点、脂肪痢、反复泌尿系感染等症状。

3. 原发性硬化性胆管炎

以肝内、外胆道系统广泛炎症和纤维化为显著特点，多见于中青年男性。胆管造影可见肝内外胆管狭窄或扩张并伴串珠状改变，肿瘤、结石、手术、外伤等继发原因需排除，病变仅累及肝内小胆管时需进行组织学检查，纤维性胆管炎为其典型改变。

4. 重叠综合征

指同时具有以上2种疾病的临床表现及理化特征。包括AIH-PBC重叠综合征、AIH-PSC重叠综合征、PBS-PSC重叠综合征等。

六、药物性肝损伤

药物性肝损伤（drug-induced liver injury, DILI）是指由各类处方或非处方的化学药物、生物制剂、传统中药、天然药、保健品、膳食补充剂及其代谢产物乃至辅料等所诱发的肝损伤。DILI是非常常见和极为严重的药物不良反应之一，重者可致急性肝衰竭甚至死亡。迄今仍缺乏简便、客观、特异的诊断指标和特效治疗手段。DILI的危险因素主要包括宿主因素、药物因素和环境因素。其中宿主因素包括遗传因素和非遗传因素，遗传因素主要是指与DILI相关药物代谢酶、药物转运蛋白和人类白细胞

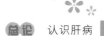

抗原系统等的基因多态性，非遗传因素主要与年龄、性别、妊娠、基础疾病等方面有关。DILI临床诊断目前仍为排他性诊断，应结合用药史、临床特征和肝脏生化学指标动态改变的特点、药物再刺激反应、其他肝损伤病因的排除等进行综合分析，必要时可进行肝活组织检查有助于诊断和鉴别诊断。

DILI的首要治疗措施是及时停用导致肝损伤的可疑药物。其次，应充分权衡停药引起原发病进展和继续用药导致肝损伤加重的风险。再次，要根据DILI的临床类型选用适当的药物治疗，急危重症患者必要时可考虑紧急肝移植。DILI预防和风险管理重于治疗，应当遵循临床指南在专业医师和药师的指导下合理用药，控制药物用量，避免滥用药物和保健品，用药期间定期进行肝脏生化学检测。

七、原发性肝癌

原发性肝癌是目前我国第五位常见恶性肿瘤及第二位肿瘤致死病因，主要包括肝细胞癌（hepatocellular carcinoma, HCC）、肝内胆管癌（intrahepatic cholangiocarcinoma, ICC）和混合型肝细胞癌－胆管癌（combined hepatocellular-cholangiocarcinoma, cHCC-CCA）3种不同病理学类型，三者在发病机制、生物学行为、病理组织学、治疗方法、预后等方面差异较大，其中HCC占75%～85%、ICC占10%～15%。本书所述的肝癌仅指HCC。我国肝癌高危人群主要包括：具有乙型病毒性肝炎和（或）丙型病毒性肝炎感染、过度饮酒、非酒精性脂肪性肝炎、其他原因引起的肝硬化，以及有肝癌家族史等人群，尤其是年龄>40岁的男性风险较大。肝癌常见治疗方法包括肝切除术、肝移植术、消融治疗、TACE（肝动脉栓塞化疗，一种介入手术）、放射治疗、系统抗肿瘤治疗等多种手段，针对不同分期的肝癌患者选择有序组合的规范化综合治疗方法可以使疗效最大化。

中医论治肝病

一、中医论肝

中医认为肝为重要的五脏之一，位于腹部，横膈之下，右胁下而偏左。与胆相表里，开窍于目，其华在爪，其充在筋。其生理功能主要表现在两个方面：肝主疏泄、肝藏血。其生理特性为：肝喜条达而恶抑郁、肝为刚脏、肝体阴用阳。肝五行属木，为阴中之阳，与四时之春相应。

1. 肝主疏泄

肝主疏泄包括疏泄气机、调畅情志、促进消化等作用。肝性条达，主升发疏泄。疏泄正常，肝气畅达，气血调和，脾升胃降，心肾相交，情志调畅，体健有力；反之，肝失疏泄，气滞不行，则见胸胁胀痛，腹胀肢肿，精神倦怠。

肝主疏泄对情志调畅发挥重要作用。人体的情志活动，主要依赖于气血的正常运行，情志异常也会干扰正常的气血运行。肝的疏泄正常，机体就能较好地协调自身的情志活动，表现为精神愉快、心情舒畅、理智灵敏；疏泄不及，则表现为精神抑郁、疲乏低落、多愁善虑、沉闷欲哭、嗳气太息等；疏泄太过，则表现为兴奋状态，如烦躁易怒、头晕胀痛、失眠多梦等。

肝主疏泄，调畅气机维持了脾胃气机的升降正常，土得木疏，水谷及化，脾升胃降消化功能才能旺盛；反之，疏泄失司，气机不畅，运行障碍，可多见胸胁胀痛，乳房发胀，肢体肿胀。若肝气郁结，脏腑经络气机壅塞不通，又可引起倦怠抑郁，腹部胀满，叩之如鼓等症。

2. 肝藏血

肝藏血包括贮藏血液、调节血量两个方面。肝内贮阴血以制肝气生发太过，柔养肝体以防肝血亏虚。《素问·五脏生成》云："故人卧血归于肝，肝受血而能视，足受血而能步，掌受血而能握，指受血而能摄。"肝脏通过主疏泄而调节全身气血津液。人体血液根据生理活动、情绪变化等进行调节，当我们剧烈运动或情绪激动时，机体对血的需求量相对增多，肝通过气机疏泄将肝内藏血输送至全身，满足生理需求；而当我们处于相对安静的状态或环境时，机体对血量需求减少，血液则重回肝内。

3. 肝喜条达恶抑郁

肝喜条达而恶抑郁，条达是指肝脏气机的运动特点是向上升发舒展与向外条畅通达。抑郁与条达相反，是遏止阻滞之意。在正常生理状态下，肝气升发、柔和、舒畅，既非抑郁，亦不亢奋，以冲和条达为顺，正如《血证论·脏腑病机论》所言："肝属木，木气冲和发达，不致遏郁，则血脉得畅。"若肝升发不及则郁结不舒，升发太过则可见急躁易怒、头晕目眩、头痛目胀等症状。

4. 肝体阴而用阳

肝藏血，以血为体，其性阴柔；肝主疏泄，内寄相火，以气为用，主升主动，其用阳刚，阴阳和调，刚柔相济，则肝的功能正常。《临证指南医案》曰："肝为风木之脏，因有相火内寄，体阴用阳，其性刚，主动，主升。"

5. 肝为刚脏

肝为风木之脏，其性刚强，其气急而动，易亢易逆，故被称为将军之官。《杂病源流犀烛》曰："肝……其体柔而刚，直而升，以应乎春，其用条达而不可郁，其气偏急而激暴易怒，故其为病也，多逆。"若忤其性则恣横欺凌，延及他脏，而乘脾、犯胃、冲心、侮肺、及肾，引起其他脏腑的疾患。

二、中医对肝病的论治

慢性肝病在中医学里属于"胁痛""黄疸""积聚""鼓胀"等范畴。病因多责之于湿热疫毒或酒毒、饮食失度、情志不畅等，病位主要位于肝脾肾三脏，病性为正虚邪实。其中疫毒内侵为决定因素，加之机体正气亏虚，劳欲过度，以致精血亏损，阴阳失调，机体无力驱邪外出，从而病程缠绵难愈。

1. 病毒性肝炎

急性病毒性肝炎病，多因外感湿热或疫毒之邪，加之肝胆脾胃功能失调所致。湿热侵袭，内蕴中焦，湿郁热蒸，不得泄越，熏蒸肝胆，以致肝失疏泄，胆汁外溢而发黄。湿阻气机，肝失疏泄而郁，则引发胁痛。急性病毒性肝炎以邪实为主，其中外感湿热、寒湿和疫毒内侵为首要因素，肝胆脾胃功能失调是内在条件。其病位主要在肝、胆、脾、胃，且往往亦由脾胃涉及肝胆。祛湿清热是急性病毒性肝炎基本治则，但在临床上应根据病机演变灵活应用，属于湿热者应当清热利湿，必要时还可同时通利腑气，以使湿热之邪从二便而泄。属于寒湿者，当温中化湿、健脾燥湿，以渗淡利湿为主，以达到湿祛黄退的目的。在辨证运用化湿利小便之法的同时，还应注重和胃舒肝，使气机条达。但和胃不能过用甘温补脾之品，疏肝不可过用辛燥理气，以防助热伤津。此外，还需注意健脾疏肝等善后调理，以防残湿余热不清，或肝脾气血损伤不复，而迁延不愈。

慢性病毒性肝炎多由湿热疫毒隐伏血分，肝阴不足，或脾肾两亏而致。其中疫毒内侵为首要因素，正气虚弱是内在条件，饮食、情志与起居为诱发因素。证型以湿热蕴结、肝郁气滞、肝郁脾虚、肝肾阴虚、脾肾阳虚、瘀血阻络为主。临床多表现为虚实夹杂之候。其病位主要在肝，涉及脾、肾两脏与胃、胆、三焦等腑。慢性病毒性肝炎治疗上宜注意辨别毒邪在气或在血；病性正虚或邪实，而相应选用清热利湿、疏肝健脾、滋补肝肾为主，并注重补虚泻实、行气活血等治法。其基本治法为清热利湿、健脾补肾。针对慢性病毒性肝炎的治疗，上海市名中医王灵台教授在国内率先提出"补肾为主，清化为辅"的治疗原则，认为肾为阴阳之根，元气之本。肝、肾有经脉沟通，生理上肝、肾母子相关。肝血必须依赖于肾精的滋养，才能主持藏血和疏泄之职；肝血充盛又促使血化为精，肾精才能充盛，肾之藏精、主水等功能才能维持正常。先天肝肾共同起源于生殖之精，后天肝肾共同受肾所藏之精的充养，肝藏血，肾藏精，精血互生，乙癸同源，盛则同盛，衰则同衰，故补肾即是补肝。正如《医宗必读》谓："东方之木，无虚不可以补，补肾即所以补肝。"

2. 非酒精性脂肪性肝病

非酒精性脂肪性肝病发病多与"痰、湿、瘀、积"等病理因素密切相关，其病因多为饮食失节、过度肥胖、情志失调、久病体虚等，病机主要为肝失疏泄、脾失健运、湿热内蕴、痰浊内结、瘀血阻滞，最终形成痰瘀互结，痹阻于肝脏脉络。因此，本病以痰瘀互结为基本病机特点，病位在肝，涉及脾、肾两脏，病证多虚实夹杂，而气血亏虚、肝失调养及肾精亏耗、水不涵木是决定本病预后转归的关键。本病治当以化痰利湿，疏肝活血为治疗之要。因该病多虚实夹杂，故因视气血、脏腑亏虚予以补益气血，养血柔肝，滋肾健脾。

3. 酒精性肝病

酒精性肝病多以乏力、胁胀或痛，右胁下肿块为主要临床表现。随着病情加重，可出现蜘蛛痣、肝掌等体征。本病病理因素以湿、毒、痰、瘀、虚为主，长期饮酒可致肝失疏泄，脾失健运，迁延日久，气血痰湿相互搏结，停于胁下，形成积块，后期病及于肾，肝脾肾同病，气滞、血瘀、水停，正虚交织错杂于腹中，形成腹大膨隆之酒臌之证。本病基本治法为健脾行气、化湿解毒、软坚散结。后期肝脾肾同病，可予补益肝、脾、肾之虚。

4. 肝硬化

肝硬化常见体倦乏力、寐差、腹胀纳少、胁肋疼痛、脾脏肿大等症状，本病的病性属正虚邪恋、本虚标实。气虚血滞、痰浊内结为本，湿毒热邪稽留血分为标；肝阴虚、湿热之邪留恋及血脉瘀阻为3个基本因素，其病位主要在肝，涉及脾、肾两脏，胃、胆、三焦等三腑。肝硬化的主要病机是阴血亏虚，瘀热与湿毒互结、肝与脾同病，宜虚中求实为要。气虚血瘀为本病的基本证候，又可表现出以肝肾阴虚或脾肾阳虚，湿热或瘀热内蕴以及肝郁脾虚等为主的证候类型。在治疗时宜虚中求实，补泻兼施，以益气化瘀为基本治法，根据不同个体的证候表现，邪正的具体情况，或寓补于泻，滋肾养肝、理气化瘀，温肾健脾、祛湿化瘀；或寓泻于补，清热利湿、益气化瘀，清热化瘀、养阴解毒；或补泻兼施，疏肝健脾。

5. 自身免疫性肝病

自身免疫性肝炎病位在肝、胆、肾，病性为虚实夹杂，其病机多属肝肾亏损、精血不足兼湿热郁结、痰瘀交阻。治疗应辨证施治，可用补肝益肾，配合疏肝理气，清热利湿，祛痰化瘀等治法。

原发性胆汁性胆管炎、原发性硬化性胆管炎可归属于黄疸范畴。湿邪内蕴中焦，熏蒸肝胆，肝失疏泄，胆汁外溢，故可见目黄、身黄；气郁血瘀，热重于湿者，瘀热互结，阻于血络，呈现瘀黄；湿重于热者，湿邪入血，化生痰浊，阻于血脉，痰瘀交阻，胶固难化，以致黄疸久久不退；素体阳虚者，湿从寒化，或久服苦寒药物，内伤脾胃，脾失健运，湿浊不化，久则入络，寒湿瘀滞，则为阴黄；湿为阴邪，易伤阳气，热为阳邪，易耗阴液，渐致气阴两虚证。病位主要在肝胆、脾胃，病久亦可及肾。湿毒瘀血是基本病机，兼见阳虚、阴虚、气阴两虚表现，初病多实，久则多见虚实夹杂。故治疗以清热利湿、活血祛瘀为重，若兼见阳虚、阴虚、气阴两虚表现，可酌情予以补益脾肾之阳、滋养肝肾之阴、益气养阴之品。

6. 药物性肝损伤

药物性肝损伤依据其临床表现和体征，可归属于"黄疸""胁痛""药毒""癥积"范畴。本病或因先天禀赋不足，或久病体弱，正气亏虚，药毒入里伤肝而发病，病机特点为本虚标实。本虚表现为肝肾阴虚，标实表现为药毒直中、湿热内蕴、气滞血瘀。病位在肝，与胆、脾、胃关系密切，日久必然及肾。本病治法多以疏肝理气、清热利湿、理气活血、消瘀散结、养阴柔肝为主。

7. 原发性肝癌

原发性肝癌的病因病机主要是邪毒、湿热及寒邪等侵袭人体，留而不去，日久导致脏腑功能紊乱，气血运行失调。病位涉及肝、脾、肾三脏，病理为虚、毒、热、瘀血、痰湿、气滞等。益气扶正、调畅气血是本病的基本治法。针对瘀血、邪毒、水湿、痰结等致病因素，可灵活用活血、解毒、利湿、软坚等治法。

综上所述，慢性肝病病情复杂多变、病势迁延难愈，因此应当遵循中医治未病的理念，在疾病未发生前即注重身体的养护，发现疾病积极治疗，愈后充分调养，利用中医药的特色养生及治疗方法，保障身体的健康。

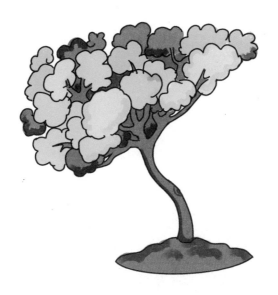

主要参考文献

[1] 高月求，孙学华，周振华，等.病毒性肝炎的中西医结合治疗[M].北京：科学出版社，2020：42-44.

[2] 中华医学会肝病学分会脂肪肝和酒精性肝病学组，中国医师协会脂肪性肝病专家委员会.非酒精性脂肪性肝病防治指南（2018年更新版）[J].临床肝胆病杂志，2018，34（5）：947-957.

[3] 中华医学会肝病学分会药物性肝病学组.药物性肝损伤诊治指南[J].临床肝胆病杂志，2015，31（11）：1752-1769.

[4] 国家卫生健康委员会医政医管局.原发性肝癌诊疗规范（2021年版）.2022.1.10.

[5] 高月求，孙学华，周振华，等.慢性肝病中西医治疗学[M].上海：上海科学技术文献出版社，2020：23-26.

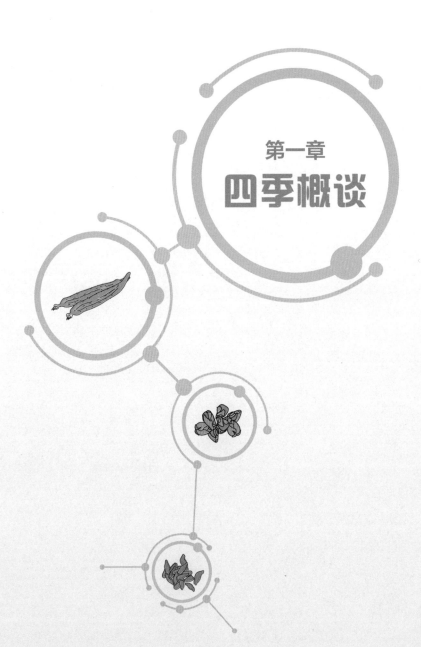

第一章

四季概谈

第一节 天人合一话养生

"天人合一"是中国传统文化的重要思想，也是古代哲学追求的至高境界。它强调宇宙万物皆由气所化生，并由气推动。这一思想理念最早由庄子阐述，认为"通天下一气耳"，后被汉朝思想家、阴阳家董仲舒发展为天人合一的哲学思想体系。该思想对中医学也具有宝贵的指导价值。

一、天人合一的含义

天人合一是指人与自然共同构成一个有机的整体，自然之气化生天地万物，人乃万物之灵，与自然之间有着密切的联系。《黄帝内经》对这一观点进行了采纳，进而形成了天人相应的养生观。《素问·宝命全形论》言："人以天地之气生，四时之法成。"人存在于自然界中，是其中的一部分，并时刻受到自然环境的影响和制约。《灵枢·岁露》曰："人与天地相参也，与日月相应也。"这种人与天地日月相参的天人相应观点正是中医学效法自然养生理论的依据。

天人合一具有两层含义：一是天人一致，宇宙自然为大天地，人为小天地，有很多相似之处。二是天人相应，意为人与自然在本质上相通，因此人应顺应自然规律，以求达到和谐的状态。

自然界是客观存在的，万物变换皆有规律，因此我们要顺应自然，调养生息，这样才有利于身体的健康。这种观点秉承了老庄道法自然的哲学思想。《道德经》二十五章言："人法地，地法天，天法道，道法自然。"道，即事物发展变化的规律。这种顺应天道的思想是《黄帝内经》天人相应养生原则的雏形。

天之变要躲避，四时节气变化时，要学会自我保护，免受外邪的侵扰。"动作以驱寒，阴居以避暑"，正如《素问·上古天真论》所说："虚邪贼风，避之有时。"对于外界的致病因素要及时避开，保持心态的平和，排除杂念妄想，调畅情志，精神内守，从而预防疾病的发生。

二、天人合一的主要内容 ⋯⋯⋯⋯⋯

中医养生强调"天人合一"的整体观，认为人体阴阳的消长与四季更替和节气变化有关。人生活在大自然中，与自然之气相通，亦受其规律的影响，主要体现在生理、病理的改变。因此要做到人与自然、社会、自身的和谐统一。

1. 人与自然和谐统一

古代哲学强调万物一体，整个世界处于一种高度和谐统一的状态之中。《黄帝内经》有云："人生于地，悬命于天，天地合气，命之曰人。""天地之间，六合之内，其气九州九窍，五脏十二节，皆通乎天气。"阐明了自然界的事物和现象之间相互影响和依存的关系。正如《太平经》中所言："天但可顺不可逆也，因其可利而利之，令人兴矣；逆之者令人衰，先天心意亡也。"告诫我们要遵循客观规律，不可打破和谐的状态。

四时有生长化收藏，人有生长壮老已，人与自然界息息相通。具体表现在人会跟随四时节气的更替而出现不同的生理性变化，体现了天人合一的整体观。《灵枢·顺气一日分为四时》曰："春生、夏长、秋收、冬藏，是气之常也，人亦应之。"春温、夏热、秋凉、冬寒描述了自然界万物生长的外部环境自然规律。《素问·四气调神大论》曰："夫四时阴阳者，万物之根本也，所以圣人春夏养阳，秋冬养阴，以从其根……逆其根，则伐其本，坏其真矣。"春夏季阳气升发蓬勃，此时应充养阳气。秋冬季平静凝敛，适宜补养阴津。四时交替，寒暑往来，人亦应之。

自然界的阴阳消长运动还体现在昼夜节律上，如《素问·生气通天论》所云："故阳气者，一日而主外，平旦人气生，日中而阳气隆，日西而阳气已虚，气门乃闭。是故暮而收拒，无扰筋骨，无见雾露，反此三时，形乃困薄。"阐释了人体一日之中阳气的消长变化。

综上所言，中医养生之道的基本法则贵在顺应自然，与天地协同一体，以平衡为期，人类活动也要顺应客观规律，方能达到和谐的境界。

2. 人与社会和谐统一

联系具有普遍性，个人的日常活动与社会的发展息息相关。古代儒道思想皆提倡宽和处世。孔子强调现世、社会的和谐，并将和而不同作为理想人格的标准。孟子曾曰："天时不如地利，地利不如人和。"以孔孟为代表的儒家提出一系列旨在实现人际与社会和谐的道德原则以及建设大同社会的远景理想。老子提出"万物负阴而抱阳，冲气以为和"，主张"以和为贵"，倡导人与人的团结和协作。庄子提倡"与人和者，谓之人乐；与天和者，谓之天乐"以达到"天地与我并生，而万物与我为一"的境界。

3. 人与自身和谐统一

人是一个有机的整体，脏腑组织发挥各自的功能，通过相互的协同和制约作用，维持内部环境的协调一致，从而进行正常的生命活动。在精神层面，人体情绪的平和也很重要。正如《素问·疏五过论》云："精神内伤，身必败亡。"精神抑郁，则可使气机逆乱，阴阳气血失调，脏腑功能失常。心理的和谐要求人们用正确的世界观和方法论看待认识事物和思考问题，因此人们应该保持内心的恬淡，身心和谐。

三、天人合一的基本原则——三因制宜

三因制宜即因时、因地、因人制宜，在审因施养时要综合考虑相应的气候条件、所处地区和个体的差异，作为遣方用药的重要依据。它充分体现了中医学天人合一的整体观和辨证论治的原则性和灵活性。

1. 因时制宜，顺应自然

天地之气呈节律性的周期变化，人之五脏六腑亦然。养生之道在于顺应自然，让人体内外协调统一方可保持健康的状态。

（1）顺时调行

"顺时"要求人体五脏六腑、阴阳气血的运行必须与四时相适应。"调行"即不可背道而行，要因时制宜地调节自己的生活行为。《素问·四季调神大论》中指出："夫四时阴阳者，万物之根本也。所以圣人春夏养阳、秋冬养阴，以从其根，故与万物沉浮于生长之门。逆其根，则伐其本，坏其真矣。故阴阳四时者，万物之终始也，死生之本也。逆之则灾害生，从之则苛疾不起，是谓得道。""逆春气则少阳不生，肝气内变；逆夏气则太阳不

生，心气内洞；逆秋气则太阳不收，肺气焦满；逆冬气则少阴不藏，肾气独沉。"唐朝医家王冰称："不顺四时之和，数犯八风之害，与道相失，则天真之气，未期久远而致灭亡"，"故养生者必谨奉天时也。"

（2）顺时调神

养生贵乎养神，历代医家都把顺应四时调摄精神作为养生长寿之本，防病治病的良药。《素问·四气调神大论》中提出，春三月"以使志生，生而勿杀"，要顺应肝木使其条达；夏三月"使志无怒"，来应对阳气盛长的变化；秋三月"使志安宁，无外其志"，以缓解秋天肃杀之气产生的悲观情绪；冬三月"使志若伏若匿，若有私意，若已有得"来收敛养神。

2. 因地制宜，分辨体质

《素闻·异法方宜论》有云："故东方之域，天地之所始生也，鱼盐之地，海滨傍水，其民食鱼而嗜咸，皆安其处，美其食，鱼者使人热中，盐者胜血，故其民皆黑色疏理，其病皆为痈疡，其治宜砭石，故砭石者，亦从东方来。西方者，金玉之域，沙石之处，天地之所收引也，其民陵居而多风，水土刚强，其民不衣而褐荐，其民华食而脂肥，故邪不能伤其形体，其病生于内，其治宜毒药，故毒药者，亦从西方来。北方者，天地所闭藏之域也，其地高陵居，风寒冰冽，其民乐野处而乳食，藏寒生满病，其治宜灸炳，故灸炳者，亦从北方来。南方者，天地所长养，阳之所盛处也，其地下，水土弱，雾露之所聚也，其民嗜酸而食胕，故其民皆致理而赤色，其病挛痹，其治宜微针，故九针者，亦从南方来。中央者，其地平以湿，天地所以生万物也众，其民食杂而不劳，故其病多痿厥寒热，其治宜导引按蹻，故导引按蹻者，亦从中央出也。"

我国地质、地貌复杂，丘陵山地多于平原，各地温度、湿度、气压均不相同，因此，受自然环境等复杂因素的影响，各地人群的体质也有所差异，须采用不同的养生方法。在饮食方面，炎热地区的人宜多食养阴生津之品，如百合、乌梅、枸杞子等；寒冷地区的人宜多食甘温辛热之物，如猪肉、牛羊肉、鸡肉等；东南部地多潮湿炎热，易生湿热病，故食宜清化；西北部地高气薄，时多燥寒，当用辛润。在用药上，西北严寒地区，药量宜重；东南温热地带，药量宜轻。正如《黄帝内经》所说："用寒远寒，用热远热。"

3. 因人制宜，辨证施养

因人制宜是根据患者年龄、性别、体质、生活习惯的不同加以辨证施养。体质的形成有赖于先天禀赋和后天培养，是人体独特的个性特征，因此在养生保健时也要选择恰当的方式，从而获得更好的效果。在饮食方面，肥胖之人多痰湿，可多食健脾益气的食物，如山药、扁豆、栗子、大枣、薏苡仁、莲子等。消瘦之人多见阴虚血少，应注重滋阴清热生津，可多食黑木耳、龟肉、百合、藕等。热性体质者可适食鸭、蛤蜊等偏寒之物；寒性体质者可用羊肉、牛肉等温热之品加以改善。

第二节　遵循时序，四季大不同

　　《黄帝内经》认为，宇宙万物皆处于"春生夏长，秋收冬藏"的变化中。人与天地相应，故应遵循自然四季变化规律，调节生命活动，才能维护机体的阴阳平衡，保有健康的体魄。

一、春季养生要点

　　《素问·四气调神大论》中指出："春三月，此谓发陈，天地俱生，万物以荣，夜卧早起，广步于庭……此春气之应，养生之道也。"春三月，即指农历正月到三月，按节气当从立春日始至立夏前一天止。这个时期，自然界的阳气渐升，阴气渐降，天地之气温和。阳主升发，自然界万物开始生长发育，推陈布新，各陈其姿容。

　　春季肝气旺盛而升发，能调畅全身气机，促进血液运行，和调脏腑的功能活动，故春季养生重在养肝，肝病患者尤其要顺应春令之气生发舒畅的特点，结合肝的生理特性，从情志、起居、

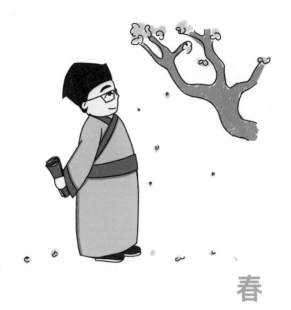

春

饮食、运动等方面加以调摄，以保证肝气调达，维持机体正常的新陈代谢，为促进肝病的恢复创造条件。

1. 调摄情志

中医认为，肝主升发阳气，肝为刚脏，体阴而用阳，性喜条达恶抑郁。生理功能主疏泄和藏血，疏泄在于调畅人体的气机，即气的升降出入。肝病患者的肝脏生理功能出现异常，容易产生情志的改变，如发怒、抑郁等，怒则伤肝，就会出现"因怒致病""因病致郁"的恶性循环。因此，春季养肝要注重情志的调节，保持心胸开阔，培养乐观向上的态度。正如古人所说："戒怒暴以养其性，少思虑以养其神，省言语以养其气，绝私念以养其心。"不断加强自身思想修养，以顺应肝的条达舒畅之性。

2. 生活起居

（1）夜卧早起

《素问·四气调神大论》指出："夜卧早起，广步于庭。"春季白昼渐长，是阳气升发之时，人类的活动时间随之增加。因此，适当减少睡眠时间有利于阳气更好地外宣，充分调动机体的活力，有利于"春夏养阳"。同时，也要遵循健康的作息，有所适度方能维系阴阳的平衡。

（2）适度"春捂"

春季处于阴退阳长，寒去热来的过渡期，气候多变，温差较大，且春季以风气为主令，此时人体腠理疏松，易受风邪而致病，引发感冒、支气管炎等肺部疾病，所以要适度"春捂"，切莫受凉。正如《老老恒言》所言："春冻半泮，下体宁过于暖，上体无妨略减，所以养阳之生气，棉衣不可顿加减，少暖又须暂脱。"随气温变化而加减衣服，使身体适应春季气候变化的规律，从而可增强体质，减少发病的机会。

（3）信步漫行

一年之计在于春，此时空气清新，暖风拂面，有利于人体纳吐真气，化生精血，充养脏腑。冬季人体的新陈代谢减慢，藏精多于化气，各脏腑功能有所下降，因而入春后，应加强体育锻炼，唤醒身体的功能，以应对新一年的活动。

3. 饮食调养

春季主升发，食辛甘之味能滋养人体的阳气，加快新陈代谢，而不宜过食酸收固涩之品。脾胃是后天之本，脾胃健运，气血充沛。春季肝气当令，肝气太旺可伤及脾气，影响脾的运化转输，因此，可食燕麦、大枣、冬葵、南瓜、胡萝卜、菜花、白菜等甘甜之物，补养脾胃，保障其正常的生理功能。

同时要注重优质蛋白、维生素的补充。春季温差较大，冷热刺激会加速人体蛋白质的分解，导致机体免疫力下降，从而易感或复发疾病。这时需要补充优质蛋白质，如鸡蛋、鱼类、鸡肉和豆制品等。另外，需多食富含维生素的新鲜蔬果，保护和增强上呼吸道黏膜和呼吸器官上皮细胞的功能，增强机体的抗病能力，如芝麻、卷心菜、菜花、苋菜等。

二、夏季养生要点

《素问·四气调神大论》中指出："夏三月，此为蕃秀。天地气交，万物华实，夜卧早起，无厌于日，使志无怒，使华英成秀，使气得泄，若所爱在外，此夏气之应，养长之道也。"夏三月，即指农历四月至六月，按节气当从立夏始至立秋前一日止。夏季天阳下济，地热上蒸，天地之气上下交合，是人体新陈代谢最为旺盛的时期，腠理开张，阳气外发，需要注意阳气的养护。

中医学认为夏气通于心，心的生理功能体现在两个方面：一是主血脉，推动血液在脉管内运行以滋养全身；二是主神志，与精神意识思维活动有密切关系，心主神志的功能正常，就会精神饱满，精力充沛，神志清晰，思维敏捷。心与肝关系密切，夏季心火旺盛，心阳引动肝阳上亢，可导致心肝火旺；在情志方面易烦躁，怒则伤肝，可导致肝郁气滞等病变。因此，肝病患者的夏季养生要从养心入手，使心气调顺，而不致"子病及母"。

1. 生活起居

（1）夜卧早起

入夏后天气炎热，昼长夜短，此时应养太阳夏长之气，弥补阴气的不足，做到"夜卧早起"。午间适当休息，有利于固护心脏，缓解疲劳。

（2）"清凉"运动

夏季宜适当运动，忌过度贪凉而致寒邪入体。清晨或傍晚为运动的最佳时间，可选择河湖水边、公园庭院等空气新鲜的地方。运动后及时补水，不可立即饮冷，以免刺激胃肠。

2. 饮食调养

当夏之时，人体气血趋向体表，消化功能相对较弱，应注重脾胃的调养，以清热消暑，健脾益气为主。水液及时补充，维护机体的正常生理代谢。

（1）清热解暑

夏季气温高，饮食上宜多进清热消暑生津或药食两用之品，多食新鲜蔬菜瓜果，结合药膳食疗进行调养。

（2）适度补水

夏季多汗，机体水分大量排出，影响代谢的平衡，因此要及时补水，养成定时喝水的习惯。同时忌过度贪凉饮冷，保护肠胃的健康。

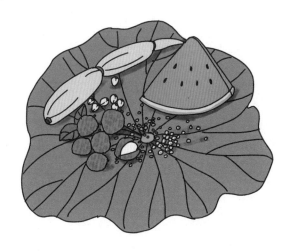

夏

3. 预防中暑、冬病夏治

夏季是四季中阳气最盛的季节。在五行属火，火曰炎上，汗出过多会伤津耗气，注意力难以集中。且夏季易感热邪而中暑，可以用菊花、薄荷、金银花等泡水饮用从而达到祛暑的功效。

冬病夏治，即在夏季采取一些治疗手段，如内服中药、针灸等来治疗冬季好发的疾病，尤其是咳喘气急、反复感冒、腹痛便稀等病，皆可在夏季治疗。

三、秋季养生要点

《素问·四气调神大论》中指出："秋三月，此谓容平。天气以急，地气以明，早卧早起，与鸡俱兴，使志安宁，以缓秋刑，收敛神气，使秋气平，无外其志，使肺气清，此秋气之应，养收之道也。逆之则伤肺，冬为飧泄，奉藏者少。"秋三月，即指农历七月至九月，按节气，当从立秋之日起至立冬前一日。这个时期，自然界阳气渐收，阴气渐长，西风劲急，肃杀渐行。自然界的植物，从生长繁茂阶段，逐渐趋向生长平定、成熟，草木开始凋落，一切生物处于收敛时期，是阳消阴长，由热转寒的过渡阶段。此时人体肌肤腠理渐闭，汗出减少，阴津内守，阳气收敛，从而为入冬御寒做好准备。

中医学认为，秋季通于肺，五行属金。肺为相傅之官，主治节，喜润恶燥，为"娇脏"，不耐寒凉。秋季干燥的气候极易伤损肺阴，从而产生口干咽燥、干咳少痰、皮肤干燥、便秘等症状，重者还会咳中带血。所以，秋季养生贵在防燥，而防燥的关键在于养肺。肺叶娇嫩，通过口鼻直接与外界相通，不耐寒热，易受邪侵，为五脏中的"娇脏"，极容易受到秋季寒凉之侵扰，故在防燥的同时还需要养阴保肺。肺和肝的关系主要体现在两个方面：气机升降方面，肺气肃降，肝气升发，肝从左升为阳道，肺从右降为阴道，肝升才能肺降，肺降才能肝升，升降得宜，出入交替，则气机舒展人体精气血津液运行以肝肺为枢转，肝升肺降，以维持人体气机的正常升降运动。气血运行方面，肝藏血，调节全身之血；肺主气，治理调节一身之气。肺调节全身之气的功能又需要得到血的濡养，肝向周身各处输送血液又必须依赖于气的推动。在病理情况下，肝与肺之间的生理功能失调，主要表现在气机升降失常、气血运行不畅等方面，如肝火犯肺（又名木火刑金）之候。因此肝病患者在秋季可通过养阴润燥，疏肝理肺以条达气机升降，调畅气血运行。

1. 调摄情志

秋应于肺，肺主气，司呼吸，在志为忧。秋季气候渐转干燥，秋风劲急，地气清肃，万物色变，易生消极情绪，注意力难以集中，甚至出现心慌、多梦、失眠等症状。因此秋季养生要注重心神的调摄，减缓肃杀之气对人体的影响，以适应秋季"容平"的特征。

2. 生活起居

秋季阳气由疏散转为收敛，在生活起居上，需做到早卧早起、和缓运动、适度"秋冻"等。

（1）早卧早起

《黄帝内经》中对秋季作息规律的描述："早卧早起，与鸡俱兴。"秋季，阴寒之气渐生，肃杀之气日甚。因此在养生时，应注重养护少阴秋收之气，早卧以顺应阳气之收，早起使肺气得以舒展，且防收之太过。早睡可顺应阴精的收藏，以养"收"气；早起可顺应阳气的舒张，使肺气得以舒展。

（2）和缓运动

秋季气候凉爽，可根据个人体质与季节特点选择对应的锻炼项目。秋季以收为主，因此运动宜保守，不宜剧烈，以防津液的过度排出，消耗人体的正气。可选择散步、打太极、健身操等运动，有利于疏通经络、调畅气血，保持身心健康。

（3）适度"秋冻"

俗话说"春捂秋冻"，秋季天气逐渐转凉，适当的耐寒可以增加机体适应多变气候的能力，也可有效预防伤风、感冒等呼吸道疾病。日常生活中可选择冷水洗脸，健壮者还可用冷水擦身，具体操作取决于个人的体质和接受程度。

3. 饮食调养

秋季气温开始转凉，随着降雨量的减少，夏季余热未尽，此时的气候变得干燥。此时应注重肺脏的保养。肺金主收，酸味收敛补肺，辛味发散泻肺。故秋天宜收不宜散，滋阴润肺、少辛增酸是秋季饮食的基本原则。

（1）滋阴润肺

秋天燥邪多发，易损及津液，耗伤肺气，常出现口鼻干燥、干咳少痰、大便秘结、皮肤干涩等症，可多食新鲜水果，亦可以食用银耳、豆腐、百合、蜂蜜、糯米、粳米、豆芽等润肺之品，以生津润燥，滋阴润肺。但是大多数水果的性味偏于寒凉，食用应适量，以免损伤脾胃阳气。秋季药补的基本原则是以滋润为主，忌耗散。常用的药物有西洋参、沙参、芡实、玉竹、天冬、麦冬、百合、女贞子、胡麻仁、干地黄等。

（2）少辛增酸

辛辣食物有发散特性，易伤及阴血；酸味食物有收敛固涩之效，故秋季饮食应少辛增酸以"酸甘养阴"。宜多吃酸性食物，如苹果、橘子、山楂、猕猴桃等，以收敛肺气；少吃辛辣食物，如葱、姜等，可避免发散泻肺。酸味收敛补肺，味发散泻肺，秋天宜收不宜散，所以要少食辛味之品，适当多食酸味果蔬。

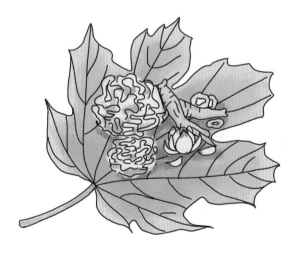

秋

四、冬季养生要点

《素问·四气调神大论》中指出："冬三月，此谓闭藏。水冰地坼，无扰乎阳，早卧晚起，必待日光，使志若伏若匿，若有私意，若已有得，去寒就温，无泄皮肤，使气亟夺，此冬气之应，养藏之道也。逆之则伤肾，春为痿厥，奉生者少。"冬三月，即指农历十月至十二月，按节气当从立冬之日起至立春前一日止。冬季天寒地冻，朔风凛冽，草木凋零，昆虫蛰伏，自然界的阴气极盛，阳气伏藏于地下，是一年之中最寒冷的季节。人体阳气也潜藏于体内，阴精充盛，正是人体"养藏"的最好时机。

中医学认为冬季通于肾，五行属水，冬主水而通于肾气，冬主闭藏，肾主藏五脏六腑之精，为先天之本。冬季气候寒冷，寒气凝滞收引，易导致人体气机、血液运行不畅，而肾阳是人体之元阳，推动气血精液的运行，因此在冬季，肾阳多有亏虚，养生要从"养藏"入手，要顺应自然界阴气闭藏的规律而注重养护肾气，使肾精充足。肾与肝的关系主要体现在精血同源、阴液互养、藏泄互用等方面，肾五行属水，肝五行属木，水能生木，故肾为肝之母。因此，肝病患者可以通过补肾的方法，使肾精充足，滋水涵木，而起到治疗肝病的作用。

1. 调摄情志

冬季气温寒冷，加之日照时间的减少，人易产生低落的情绪。因此，冬季养生要注重精神的调摄，情志的畅达，保持精神内守，从而有效预防疾病的发生。

2. 生活起居

冬三月，肾水当令，气温骤降，自然界阴寒极甚，阳和之气藏于地下，万物深伏潜藏，此时阳气敛藏，阴液易于内亏。故冬季养生应注重能量的内藏，做到避寒保暖，顾护阳气不致外泄，以养太阴冬藏之气。冬季昼短夜长，作息上应遵循"早卧晚起"的原则，保证充足的睡眠，以应对日间的活动。外出时多添衣物，以防寒邪侵袭腠理，感冒损伤阳气。

冬季锻炼时，要遵循以下3个原则：首先，运动前做好热身

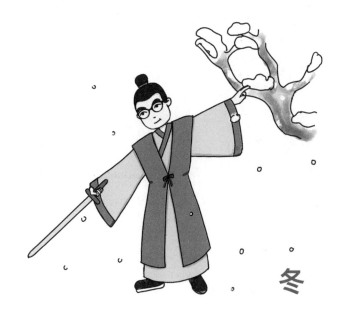

准备。冬季气温寒冷，腠理紧闭，肌肉伸展性降低，黏滞性增强，若热身不够，则易在运动时受伤。因此，在正式开始前，可通过慢跑、做操等方式使身体关节活动流畅，以微微出汗状态为佳。其次，要适度保暖。当处于气温较低的环境下时，运动后腠理打开，不及时保暖易使寒邪入体，因此，在运动前要多穿些衣物，热身后适当脱去，待运动结束后及时添衣。再者，要选择合适的锻炼方法。冬季人体的热量消耗加快，食欲相对亢盛，脂肪含量也会增加。运动时可适当提高强度和力度，以有氧运动为主，有利于防止脂肪的过度堆积。

3. 饮食调养

进入冬季，天气转凉，寒性收引，人体气血内聚，胃肠功能亢进，食欲转好。冬季饮食调养宜遵循养肾防寒、固护胃气、增苦少咸的原则。

（1）养肾防寒

冬季饮食应当遵循"秋冬养阴、无扰乎阳""养肾防寒"的原则，肾为先天之本，气之根。冬季天气寒冷，阴盛而阳微，此时应注重补护肾气，饮食上多食温热之品，从而起到保阴潜阳的作用，如谷类、鳖、木耳、桂圆、红枣、核桃肉、羊肉、牛肉等。

（2）固护胃气

冬季阴寒，食物容易变得黏硬、生冷，而这类食物多属阴，容易损伤脾胃之气。因此冬季应当多食用温热松软的食物，也可以在进食前先喝粥或者米粉、藕粉等，然后再进食，如此可固护胃中之气。

（3）增苦少咸

中医学认为，冬季宜多食苦辛之味，减少咸味的摄入。正如《素问·脏气法时论》论述四时五味养脏气时说："肾主冬……肾苦燥，急食辛以润之；欲坚，急食苦以坚之……肾色黑，宜食辛，黄黍鸡肉桃葱皆辛。"冬季天气寒冷，阳气内收，腠理闭塞，多食辛味之品有利于开通腠理，调畅气机，化生津液，润燥益肾。同时要少食咸味之品，以防肾水太过。

四季养生，各有偏重，春季养肝、夏季养心、秋季养肺、冬季养肾，四季皆需固护脾胃之气。慢性肝病患者应当顺应四季的气候变化，可有效延缓疾病的进展，达到未病先防、既病防变、瘥后防复的目的。

主要参考文献

[1] 邓小英，卢传坚.当代名老中医"三因制宜"养生防病思想研究[J].辽宁中医杂志，2011，38（09）：1917-1919.

[2] 张玉辉，陈延滨，王欣彬，等.《黄帝内经》养生思想研究[J].中医药学报，2010，38（06）：53-54.

[3] 郑萍.顺应自然变化的规律，体现中医护理的特色[J].当代医学，2009（03）：89-90.

[4] 周蓉，张文平.《四气调神大论》"天人合一"季节养生法浅析[J].中医药临床杂志，2005（06）：627-628.

[5] 高文彦.二十四节气顺时调养大全[M].北京：中医古籍出版社，2015.

[6] 张雪亮.从一到十谈养生[M].北京：北京出版社，2009.

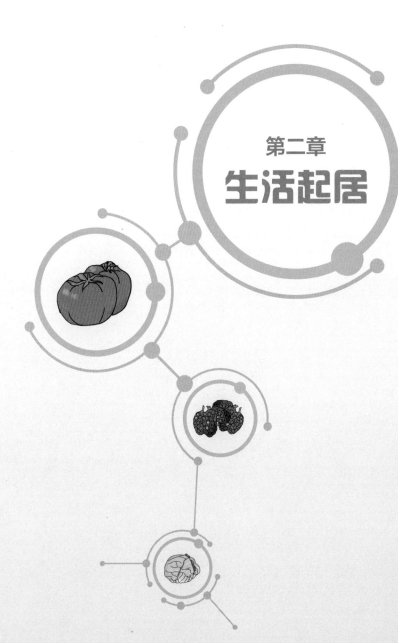

第二章
生活起居

　　养生是遵循天人合一、阴阳五行和生化收藏等自然和人体变化规律，运用各种方法达到保养生命、增强体质、预防疾病和延年益寿的一种医事活动。肝病患者的生活起居养生的原则应按照内经谓之"起居有常"，也就是说生活作息应有一定的规律，这样才有利于身心健康。《素问·上古天真论》说："上古之人，其知道者，法于阴阳，和于术数，饮食有节，起居有常，不妄作劳，故能形与神俱，而尽终其天年，度百岁乃去。"法于阴阳，即效法自然界寒暑往来的阴阳变化规律。人在春夏季节要顺应自然界规律调养阳气，在秋冬季节要顺应自然界收藏的规律调养阴气。清代医学家高世栻曰："圣人春夏养阳，使少阳之气生，太阳之气长；秋冬养阴，使太阴之气收，少阴之气藏。"在养生中，应顺应四时阴阳特点来养生保健。和于术数，就是说进行运动养生一定要坚持"和"的原则，既不能太过，也不要不及，恰当地运用各种运动养生方法。本章从起居常识、情志调摄、沐浴睡眠三部分论述肝病患者的生活起居养生。

慢性肝病的生活起居应遵循以下几个原则："法于阴阳"；"虚邪贼风，避之有时"；"起居有常"；饮食要有"洁"，"饮食定时、饮食有节"，饮食勿偏嗜；"恬淡虚无，精神内守"；"和于术数""不妄作劳"。肝病四季养生，每季亦有不同侧重。

一、肝病之四季起居

1. 春季起居

中医认为四时之中春属木，五脏之中，肝亦属木，因此春季宜养肝，起居方面要求"夜卧早起"，每日睡眠应在8小时左右。子午流注认为肝胆在23时至次日凌晨3时发挥的解毒作用达到最高峰。中医认为"人卧则血归于肝"，有研究表明，睡眠时肝脏的血流量是站立时的7倍。因此，增加肝的血流供应量，可提高对肝脏的供氧和营养，有利于肝组织损伤的修复，促进病情稳定。

肝为罢极之本，应注意睡眠质量，勿过劳（体劳、劳神、房劳）。急性肝炎或慢性肝炎急性发作时，应注意卧床休息。慢性肝病患者不提倡长期卧床休息，一般静养为主，酌情选择散步、静气功、保健操等。恢复期患者在保证休息质量的基础上，可从事力所能及的工作。

肝主筋，司全身筋骨关节之运动。春季是体育锻炼的黄金季节。建议在春季开展适合时令的户外活动，如做操、散步、踏青、打球、打太极拳、放风筝等，既能使人体气血通畅，促进吐故纳新，强身健体，又可以怡情养肝，达到护肝保健之目的。

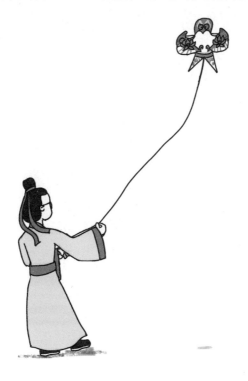

另外，肝病患者亦应保持情绪舒畅。要尽力做到心平气和、乐观开朗，从而使肝火熄灭，肝气正常生发、顺调。

2. 夏季起居

在夏季，人体的免疫功能比较低下，要避免过度劳累，保持充足的睡眠，过劳会加重肝脏的负担，打破人体免疫稳态，可导致慢性肝病病情加重或复发。

夏天昼长夜短，天气闷热，夜睡不安，建议适时增加午睡时间，消除机体疲劳。另外，夏日蚊蝇滋生，病毒细菌易侵入机体，导致感染，要注意个人和饮食卫生，防止病从口入。

3. 秋季起居

秋季天气转凉，早晚温差大，容易诱发各种疾病。因此，肝病患者要及时随着气温增添衣服，合理膳食，不能过量进补，补水排毒是关键，及时补充水分可促进血液循环，加速身体代谢废物的排出，以减轻对肝脏的损害。如果水分摄入太少，则会加重肝脏的代谢负担。

秋季多有悲秋之情，肝病患者调畅心情，适当运动，可选择慢跑、爬山、球类运动等，与夏季相比可适当增大运动量，运动时间可加长，但要注意循序渐进。

4. 冬季起居

冬季天气严寒，容易引起许多疾病的复发、加重甚至恶化。

好酒贪杯、暴饮暴食、通宵熬夜等不良生活习惯亦是肝病复发的重要危险因素。首先应限制饮酒及节制饮食。饮酒可加重损害肝细胞，甚至导致肝细胞坏死。饮食过多会导致代谢紊乱，油腻饮食、脂肪摄入过多亦可造成代谢紊乱和肝功能异常。其次，要早睡晚起，保证充足的睡眠，通宵熬夜最易伤肝，如果经常熬夜或睡眠质量不佳，肝功能也会受到影响。

二、不同肝病的起居要点

根据不同肝病的病因病机特点，起居养生方面也应有所区分。本节主要讲述病毒性肝炎、非酒精性脂肪性肝病、酒精性肝病、肝硬化、原发性肝癌的生活起居要点，药物性肝损伤、自身免疫性肝病患者可根据疾病所处阶段和自身特点参照执行。

1. 病毒性肝炎患者起居要点

甲型肝炎、戊型肝炎等属于肠道传染病，日常生活极易引起传播。因此，甲型肝炎的预防重在平时的生活起居。预防甲型肝炎，首先应养成良好的卫生习惯，饭前便后洗手，不喝生水，同时要注意食品卫生、餐具茶具消毒。

乙型肝炎、丙型肝炎患者要多注意合理饮食。首先，合理安排饮食结构，注意三餐的合理搭配，多吃新鲜的蔬菜、水果，补充足量的维生素和蛋白质。其次，不要饮食过饱，避免暴饮暴食，注意保护胃肠。此外，要避免劳累过度，要注意劳逸结合，适当的休息，生活作息规律，养成按时作息的好习惯，睡眠时间统一，规范性地调整生活起居。

2. 非酒精性脂肪性肝病患者起居要点

非酒精性脂肪性肝病的防治关键是改变不良的生活方式和饮食习惯。

（1）少脂多蔬

《黄帝内经》曰："五谷为养，五果为助，五畜为益，五菜为充。"脂肪肝患者建议合理饮食、平衡营养、少食膏脂厚味，多食蔬菜水果，饮食结构科学。在控制每日摄入膳食总能量的基础上，合理调整三大产能营养素的比例：糖类（碳水化合物）应占45%～55%，脂肪应占25%～30%，蛋白质应占15%～25%。可以采用高蛋白质饮食（碳水化合物占45%～50%；脂肪占25%～30%；蛋白质占20%～25%）。通过合理的饮食搭配，使患者体重每月下降1～2 kg，1年内体重指数（body mass index, BMI）下降，减重5%～10%以上，在达到减重目标后也应该继续给予维持。同时，患者的腰臀比应有小幅度下降，半年内腰臀比下降0.01。

（2）少食多嚼

非酒精性脂肪性肝病患者的日常饮食建议少食多嚼，放慢饮食速度以增加饱腹感，减少食量。有研究表明，肥胖人群的饮食速度、饮食种类与身体体重和肥胖度密切相关，肥胖人群每分钟可进食334.4焦耳（80卡路里），而非肥胖人群则是217.4焦耳（52卡路里）。

（3）少盐多醋

盐和醋都是生活的必需品。食盐过多，会增加高血压、动脉硬化、冠心病、卒中（中风）等疾病的风险，也是引起脂肪肝的危险因素。世界卫生组织建议正常人每人每日盐摄入量不超过5克，我国《居民膳食指南》中提倡每人每日食盐量应少于6克。食醋能促进消化液的分泌，能够保护肝脏、增强肝脏解毒能力、促进维生素C吸收。但是，过量食醋会引起胃脘嘈杂、反酸，还会影响筋骨的正常功能和钙的吸收。所以应适量。

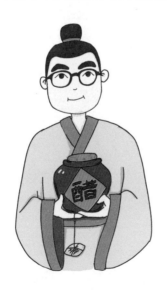

（4）少坐多动

非酒精性脂肪性肝病患者除合理控制饮食外，还需要适量的运动干预，避免少动久坐。可根据《非酒精性脂肪性肝病诊疗指南（2018 年版本）》制定适合自己的运动干预方案。

1）运动方式：采用中等量有氧运动（如骑自行车、快速步行、游泳、跳舞等）；每周最好进行 2 ～ 3 次轻或中度阻力性肌肉运动（举哑铃、俯卧撑、弹力带等）。

2）运动频率和持续时间：每周 4 次以上，累计时间 150 ～ 250 分钟；

3）运动干预评价：运动后靶心率 >170 － 年龄。

4）运动处方：

① 平时喜好运动的青年患者

运动方式：基本准备活动 10 ～ 20 分钟，跑步（专业跑道或跑步机）40 ～ 50 分钟，哑铃或俯卧撑 20 ～ 30 组，放松性活动 10 分钟。

运动频率：每周 3 ～ 4 次。

② 老年或平时不喜好运动的患者

运动方式：基本准备活动 10 ～ 20 分钟，游泳（不会游泳者则骑行自行车或跳广场舞）90 ～ 120 分钟，放松性活动 10 分钟。

运动频率：每周 2 ～ 3 次。

（5）充足睡眠

非酒精性脂肪性肝病患者常伴有失眠、倦怠、乏力等症状。因此，要保证有充足的睡眠。高质量的睡眠可减少体力的消耗、活动后的糖原分解、蛋白质分解及乳酸的产生，减轻肝脏的生理负担。适量的卧床休息可以增加肝脏的血流量，使肝脏得到更多的血液、氧气及营养的供给，促进肝细胞的修复。

3. 酒精性肝病患者起居要点

酒精代谢产物乙醛对肝细胞有直接毒性作用，可导致酒精性肝损害。患者可出现肝区疼痛、消化不良、食欲不振、腹胀等症状。若不及时治疗或严格控制饮酒，易发展为酒精性肝纤维化和酒精性肝硬化，出现腹水、消化道出血等并发症。因此，酒精性肝病患者的日常生活要科学合理，做到以下几点。

（1）限制饮酒和戒酒

酒精性脂肪肝患者控制饮酒量是关键，如果合并其他肝损害的因素，如肝炎病毒感染、药物性肝损伤等，完全戒酒是重要措施。有研究表明，酒精性脂肪肝在戒酒1～2个月后可逐渐恢复正常。代偿性和失代偿性肝硬化患者戒酒后5年生存率均有明显提高。

（2）良好的饮食习惯

建议低脂饮食，多吃新鲜蔬菜和水果，平衡膳食，维持血脂、血糖的正常代谢状态，忌食油腻，少吃甜食和辛辣食品，适当选吃"食性寒凉"食品，如黄瓜、冬瓜、苦瓜、豆芽、西瓜等。要补充适量优质蛋白质如瘦肉、鸡蛋等。对于失代偿期肝硬化容易发生肝昏迷的患者，应避免高蛋白质饮食。进食时细嚼慢咽，切忌暴饮暴食，忌粗糙食物，忌食生拌菜、粗纤维蔬菜，忌食过热、酸、辣等刺激性食物，不饮浓茶、咖啡等。

（3）保持情志舒畅

酒精性脂肪肝患者在戒酒和治疗过程中，可能会出现情志抑郁、焦虑等症状，因此要调节好自己的心情，保持健康乐观的心态及坚强意志。中医认为，七情不可为过，过激会损伤脏器。"怒伤肝、喜伤心、思伤脾、忧伤肺、恐伤肾"，要避免大喜大悲。

（4）良好的生活方式

根据自己的体力和耐力，选择合适的体育运动，如打乒乓球、游泳、太极拳、慢跑等。对于肝硬化患者，要适当运动，做轻体力活动。避免腹部用力，勿提重物，勿用力咳嗽。保持大便通畅，避免大便干燥，必要时应用缓泻剂，防止因排便用力增加腹内压。同时生活要有规律性，保证充足睡眠和睡眠质量，不能长久卧床。

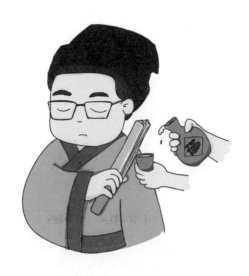

4. 肝硬化患者起居要点

肝硬化患者在日常生活起居中，要尽量减轻患者的肝脏负荷和身体病痛，及时发现病情变化及时治疗。

（1）养成良好生活方式和饮食习惯

忌烟酒，少油腻，避免粗糙饮食，尤其要注意鱼骨头、鸡骨头、虾壳等坚硬食物的摄入。保持大便畅通，维持每日排便2～3次，及时解决便秘等问题，可进食粗纤维、蜂蜜等润肠的促进排便的食物。

（2）坚持适量运动

以散步为佳，时间以20分钟左右为宜。注意劳逸结合，培养有规律的生活习惯，循序渐进增加运动量，以不引起疲乏感为原则。切勿过度劳累，适当休息，避免创伤。

（3）保持心情舒畅和平和心态

肝硬化患者易烦躁易怒，情志失调。暴怒伤肝，肝气不舒，肝气郁结，气滞则血瘀则会加重肝病。因此，肝硬化患者需要保持心情舒畅，心态平和。

（4）预防感冒和严格自我监测

平时多关注天气变化，及时增减衣物，预防感冒。若出现发热、腹围增大、吐血、黑便或精神状态的改变应及时去医院就诊，平时应定期门诊随访。

（5）避免接触和进食对肝脏有损害的毒性物质

如酒类、某些药物及化学品，切勿乱服有一定肝脏损害的西药及中草药，以免增加肝脏负担，加重肝脏损害。

5. 原发性肝癌患者起居要点

原发性肝癌患者的生活起居要注意避免肝癌的诱因，增强身体健康素养，养成良好的生活习惯，树立战胜病魔的信心，及早发现和治疗，定期随访和早期恢复。

（1）保持良好的生活环境

保持生活环境的清洁干净卫生，避免潮湿污染的环境，养成良好的睡眠休息习惯。

（2）注意饮食合理结构

建议定时定量饮食，吃饭不宜过饱，注意加强营养，多食水果蔬菜，少食或禁食烟熏烧烤、腌制品、含有黄曲霉素等致癌物质的食物，减少酒精的摄入。

（3）积极适量运动

肝癌患者可根据自己的体力和病情进行适量的运动，以增强机体的免疫力。

（4）保持心情舒畅，积极对症治疗

肝癌患者需保持心情舒畅，树立战胜疾病的信心，定期复诊随访，密切监测病情变化，及时与医生有效沟通，及早治疗和术后康复，减少并发症发生。

第二节 情志调摄

在临床上，肝炎患者的发病常与情绪波动有关。中医认为肝主疏泄，肝喜调达而恶抑郁，因此肝病患者应适时调畅情志，应正确面对病情，抱有康复信心，保持乐观的人生态度，有利于机体早日康复。

一、肝病患者常见的情志特点

病毒性肝炎患者临床上常出现抑郁焦虑等负面情绪，主要表现为焦虑、恐惧、自卑、消极。多由对疾病认识不清、就业婚姻等社会经济的压力及药物治疗不良反应等原因引起。

早期脂肪肝患者多数没有明显症状，不能引起足够重视，多出现迟迟不愿进入患者角色和侥幸心理，认为无须治疗或不按医嘱行事，容易贻误病情，导致不良后果。另外，脂肪肝病情迁延反复，患者可出现焦虑情绪，影响治疗效果和患者依从性。因此，应树立对脂肪肝的科学认识，了解该病的病因、转归及预后，提高患者治愈的信心，克服侥幸心理，消除抑郁、焦虑的心理，保持心态平衡，及早治疗和科学预防，纠正不良饮食习惯，提高治疗的依从性。

肝癌是临床上非常常见的恶性肿瘤之一，肝癌在我国属于高发病，需积极调摄，以期提高生活质量及治疗效果。医务人员应鼓励患者积极接受治疗，以免耽误病情。在临床上，肝癌患者多见怀疑、恐惧、悲观、认可、失望、消极悲观等心理状态和心理问题，需积极调摄，树立治疗信心，积极配合治疗，以期提高生活质量及治疗效果。

二、中医情志调摄方法

《素问·上古天真论》云："是以志闲而少欲，心安而不惧，形劳而不倦，气从以顺，各从其欲，皆得所愿。故美其食，任其服，乐其俗，高下不相慕，其民故曰朴。是以嗜欲不能劳其目，淫邪不能惑其心，愚智贤不肖，不惧于物，故合于道。所以能年皆度百岁而动作不衰者，以其德全不危也。"讲述了情志调节对身体健康、养生保健和益寿延年的重要性。中医情志调摄注重减轻患者的心理压力，充分调动其治疗的积极性，耐心开导以解除患者内心忧烦，同时要防止患者暴怒伤肝、思虑过度，主要有如下几个方法。

1. 解除病因法

通过分析病因来解除或减轻患者的心理压力，调理情绪，以达到治愈心理性疾病的目的。例如《素问·移精变气论》曰："往古人居禽兽之间，动作以避寒，阴居以避暑，内无眷慕之累，外无伸宦之形，此恬澹之世，邪不能深入也。故毒药不能治其内，针石不能治其外，故可移精祝由而已。"《灵枢·贼风》曰："帝又问曰，其祝而已者，其故何也？岐伯曰，先巫因知百病之胜，先知其病之所从生者，可祝而已也。"

2. 情志相胜法

《素问·阴阳应象大论篇》和《素问·五运行大论篇》中根据五行生克制化的理论，提出了以情胜情的情志相胜法，即以一种情志抑制另一种情志以达到消除不良情绪的目的。如悲胜怒、怒胜思、思胜恐、恐胜喜、喜胜悲的情志相胜规律。

3. 暗示疗法

《素问·调经论》中，帝曰："刺微奈何？"岐伯曰："按摩勿释，出针视之，曰我将深之。适人必革，精气自伏，邪气散乱，无所休息，气泄腠理，真气乃相得。"暗示法指在无形的条件下采用语言、表情、手势或其他暗号含蓄地对患者的心理和行为产生影响的做法。

4. 言语开导法

《灵枢·师传》指出，在治疗疾病时要"告之以其败，语之以其善，导之以其所便，开之以其所苦，数问其情，以从其意"。

即医生通过解释、鼓励、安慰、保证、暗示等法对患者启发诱导，助其分析病情，说理解释开导以解除患者内心忧烦之苦，减轻其心理压力，从而起到改善患者精神状态，促进身心健康的目的。

5. 气功行为治疗法

《素问·上古天真论》谓："呼吸精气，独立守神。"指的是气功类健身防病方法，包括呼吸、吐纳、叩齿、按摩等，促使患者自我调整和自我控制，主要目的在于精心调神，进而调身，改造、矫正不良的行为，树立正确行为模式以养生防病。

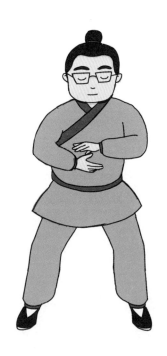

三、肝病调节情志的主要事项

1. 防止暴怒伤肝

肝为刚脏，喜条达而恶抑郁。怒则伤肝，精神抑郁日久或突然、强烈的暴怒皆可导致肝之气血失调，影响肝的疏泄功能，诱发肝病加重。故肝病患者宜畅达情志，避免过度精神刺激，尤忌发怒。

2. 避免思虑过度

忧思伤脾，脾伤则饮食水谷运化失常，湿浊内生，最易导致内湿与湿热疫毒相合，使肝病加重或复发。若忧思伤脾，则肝病易于传脾，致肝脾同病，使病情趋向复杂，增加治疗难度。过度思虑易损伤脾气，暗耗心血，不利于肝病的康复。故肝病调养宜保持平和心态，淡泊宁静，避免久思多虑。

3. 保持乐观向上心态

心情舒畅，情绪饱满，有益于"正气存内，邪不可干"，可以增强机体的免疫功能，提高抗病能力。肝病患者宜保持心情舒畅、情绪乐观向上，避免产生悲观、消沉、畏惧等无益于肝病恢复的情绪。

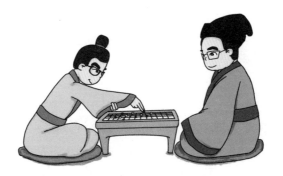

第三节 沐浴睡眠

科学合理的起居除了有规律地生活、工作外，适当的沐浴和良好的睡眠也很重要。中药浴养生法，是最具有中医特色的沐浴方法，也是中医常用的养生方法之一，肝病患者要注意保证有充足而良好的睡眠。正如古人云："养生之诀当以睡眠居先。"

一、沐浴

沐浴即洗澡。沐，濯发也，指洗头、洗发；浴则指洗身。中医理论认为，沐浴有发汗解表、祛风除湿、行气活血、舒经活络、调和阴阳、振奋精神等作用。肝病患者可适当地使用药浴疗法或热水浴，调节机体新陈代谢，改善神经功能，调整神经、体液与内分泌之间的平衡。

药浴是用一定浓度的药液，通过洗浴或浸泡全身，使药浴液中的有效成分，直接作用于病变部位，起到杀菌、止痛、止痒、消炎的作用，同时通过皮肤吸收进入血液循环，到达人体各个组织器官，发挥药物的治疗作用，是中医常用的外治方法之一，常用有浸浴、熏蒸等。

1. 浸浴

先将药物浸泡半小时以上，煎煮成药汁，再兑入洗澡水中，水温为40～50℃，每次浸浴15～20分钟，每日1次或隔日1次，或视病情而定。浴后用毛巾拭干，盖被静卧。

2. 熏蒸

将药物置纱布袋中，放入较大容器中煎煮，用煎煮时产生的热气熏蒸局部，或用蒸汽室作全身浴疗。通常，趁药液温度高、多蒸汽时，先熏蒸后淋洗，当温度降至能浸浴（一般为37～42℃）时，再浸浴。

3. 沐浴的注意事项

（1）水温要适度

中药浴的水温可根据个人习惯、身体状况和时令季节而调整，水温以舒适为宜，不宜过热或过冷，以免引起胸闷头晕，甚至晕厥。

（2）浴房要保温

一般温度控制在20～25℃为宜，注意防寒避风，沐浴结束后即刻擦干皮肤。

（3）饥饱不宜浴

饥饿或饱食半小时内不可即时行浴，否则容易出现头晕，甚至发生虚脱或不利于食物的消化吸收等情况。

（4）年老、体弱者慎药浴

对于肝病急危重症患者不宜单独入浴，需要有人陪同，沐浴时间也不宜过长，以免出现头晕、胸闷等不适症状。

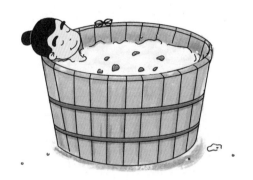

二、睡眠

中医认为，春夏养阳，秋冬养阴。因此，春季应"夜卧早起，广步于庭"；夏季应"夜卧早起，无厌于日"；秋季应"早卧早起，与鸡俱兴"；冬季应"早卧晚起，必待日光"。人在充足睡眠状态下，机体处于休整状态，气血灌注于心、肝、脾、肺、肾五脏，使其得到补充和修复。

《素问·宣明五气篇》曰："五脏所藏，肝藏魂。"肝藏血而开窍于目，肝受血而能视；而魂可往来游舍于目窍肝脏之间，正如唐容川《血证论》所说："肝藏魂，人寤则魂游于目，寐则返于肝""若阳浮于外，魂不入肝，则不寐。"宋朝许叔微《普济本事方·卷一》曰："平人肝不受邪，故卧则魂归于肝，神静而得寐。今肝有邪，魂不得归，是以卧则魂扬若离体也。"说明人体的睡眠与肝藏魂密切相关。

《素问·五脏生成论篇》谓："故人卧，血归于肝，肝受血而能视，足受血而能步，掌受血而能握，指受血而能摄。"王冰注曰："肝藏血，心行之，人动则血运于诸经，人静则血归于肝脏。"如果因各种原因，导致肝之藏血功能失调，则人静血不能归于肝脏，人就不能按时睡眠而致失眠。因此，肝魂以肝血为物质基础，而血气为人身之根本，只有人体的血脉充盈，在心的主持下正常运行时，神才能随之而生，魂才能随之而现，而血之为心所主，为肝所藏，肝的藏血功能正常，则魂有所舍而得以安藏。肝血充足，人卧则魂归于肝，神志安静，睡眠安稳，肝血不足，血不舍魂，则入睡困难。即使入睡，也会梦多纷纭。

《素问·阴阳应象大论篇》指出："喜怒伤气。"失眠多因忧思郁怒，情志不遂而致，失眠患者往往表现为肝脏气机郁结，疏泄失常，气血失调，营卫不和，魂不安藏。明代秦景明《病因脉治》中："肝火不得卧之因，或因恼怒伤肝，肝气怫郁，或尽力谋虑，肝血有伤，肝主藏血，阳火扰动血室，则夜卧不宁矣。"清代陈士铎《辨证录》："人有忧愁之后，终日困倦，至夜而双目不闭，欲求一闭目而不得者，人以为心肾之不交也，谁知是肝气太燥乎？人有神气不安，卧则魂梦飞扬，身虽在床，而神若远离，闻声则惊醒而不寐，通宵不能闭目，人以为心气之虚也，谁知是肝经之受邪乎。"说明肝之疏泄功能对于人精神情志活动的调节具有重要影响，肝气郁结，则神魂受扰；肝郁日久化火，肝火旺盛，上扰心神，会加重不寐的产生。《素问·刺热论篇》："肝热病者……热争而狂言及惊，胁满痛，手足躁，不得卧。"说明肝经有热，魂不安藏，会不得安卧；肝郁日久，暗耗肝阴，或者肝火日久，灼伤肝阴，水不涵木，阴不制阳，阳气生动无制不能入阴而亦出现失眠。

此外，肝病患者出现失眠还与肝气犯胃，致胃气不和相关，《素问·逆调论篇》："胃不和则卧不安。"肝病乘脾，脾伤则食少纳呆，生化之源不足，营血亏虚，不能上奉于心，以致心神不安，如《景岳全书·不寐》："无邪而不寐者，必营气之不足也，营主血，血虚则无以养心，心虚则神不守舍。"肝病及肾，乙癸同源，肝病日久必损肾阴，肾阴为人体阴液根本，具有滋养、濡养各脏腑组织、充养脑髓，制约阳亢之功，肾阴亏虚，阴不制阳，水不济火，心阳独亢，导致失眠。

因此，睡眠和肝脏是相互作用的，睡眠质量差会加重肝脏的负担，且不利于肝细胞的修复和再生，因此改善睡眠质量有益于肝病的恢复，需要注意以下几点。

1. 睡前适量运动

适量的运动锻炼，能够促进人的大脑分泌抑制兴奋的物质，迅速缓解疲劳，容易进入深度睡眠，从而提高睡眠质量。

2. 睡前足浴与足底按摩

睡前足浴和足底按摩会起到疏通经络、平肝息风、益肾调便、通窍醒脑、养心安神的功效，缩短入睡时间，提高睡眠质量。泡脚的水温宜在40～50℃，最好用较深、底部面积较大的木质桶，水量则以没过小腿的2/3至及膝为最佳。

3. 睡前调和情志

睡时不可思前想后，不可过多言语，或长时间观看手机、电视，以免扰乱心神。凡剧烈的情志变化，势必引起脏腑气血功能的紊乱，从而导致失眠。

4. 睡前不宜饮刺激性饮料

睡前勿饮浓茶、咖啡、奶茶、可乐等刺激性饮料，因这些饮料中含有的咖啡因等物质能兴奋中枢神经，使人难以入睡。

5. 睡觉时还需养成良好习惯

不可张口呼吸，覆被掩面，更不可当风露宿，以免虚邪贼风乘虚而入，感邪致病。对于睡眠倒错的患者，以"昼动夜静"为原则，白天除午休外，其他时间可安排活动锻炼，夜晚安心入睡，达到调节睡眠的目的。

总之，充足和高质量的睡眠是护肝良药，可以减少营养消耗，保证机体内环境的调节和稳定，提高抗病能力，使病情日趋康愈。

主要参考文献

[1] 张其成.法于阴阳,和于术数——《黄帝内经》养生总原则[J].健康与营养,2016(9):29-31.

[2] 高书云,刘惠芬.浅谈《内经》中的养生之道[J].中国民族民间医药,2013,22(24):23+29.

[3] 王显明.中医内科辨证学[M].北京:人民卫生出版社,1984.

[4] 刘立,黄大伟.浅述春季养肝[J].湖北中医杂志,2010,32(2):64-65.

[5] 刘士敬.肝病的自助疗法[M].长春:吉林科学技术出版社,2010.

[6] 曹建彪.乙肝防治必读全书[M].北京:中国妇女出版社,2018.

[7] 潘鸿生.健康经典399[M].长春:吉林科学技术出版社,2018.

[8] 高月求,孙学华,周振华,等.病毒性肝炎的中西医结合治疗[M].北京:科学出版社,2020.

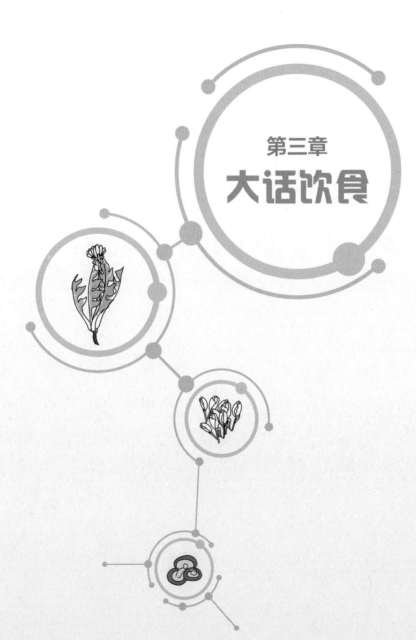

第三章

大话饮食

　　饮食治疗是根据疾病的病理、患者的心理及生理基本特点，给予恰当的营养，以增强机体抵抗力，促进组织修复，减低脏器负担。《黄帝内经·素问》提出："药毒攻邪，五谷为善，五果为助，五畜为益，五菜为充，气味合而服之，以补益壮气。"说明药物主要是清除病邪，而以五谷、五果、五畜、五菜这些富有营养的食物来补益精气。这样邪气去，正气才可早日恢复。遵循"春生夏长，秋收冬藏"的变化规律，做到"饮食有节，饮食有时，饥饿得中""虚则补之，药以祛之，食以随之"，对肝病养生有重要意义。

　　春季养生以春令之气升发舒畅为特点，注意保健体内的阳气，使阳气不断而渐旺起来。春为四季之首，万象更新之时，肝脏在五行中对应木，春季为草木繁荣的季节，故春季主肝，春季养生重在养肝，肝病患者尤其要顺应春令之气生发舒畅的特点，结合肝的生理特性，考虑春季阳气初生，宜食辛甘发散之品，不宜食酸收之味。

　　夏季酷暑炎热，高温湿重，人体气血趋向体表，消化功能相对较弱，食养应着眼于清热消暑，健脾益气。饮食宜选清淡、爽口、少油腻、宜消化的食物，适当选用酸味、辛香的食物来增强食欲。切忌贪凉而暴饮冷饮、生冷瓜果等，以免损伤脾胃。

秋高气爽，天气干燥，秋燥易伤津液，易损肺气，容易出现口鼻干燥、干咳少痰、大便秘结、皮肤干涩等症，养生原则宜收不宜散，酸味收敛补肺，辛味发散泻肺，故膳食应贯彻少辛增酸的原则，尽可能少食辛味之品，适当多食一点酸味果蔬。即减少食用辛辣口味的食物，如葱、姜、蒜、韭菜；多食用口味酸涩的水果、蔬菜，如梨、苹果、柑橘等汁液丰富的食品，以生津润燥，滋阴润肺。但是大多水果性味偏于寒凉，食用应适量，以免损伤脾胃阳气，引起腹泻、痢疾等疾病的发生。

冬季正值万物收藏之季，人体气血内聚，胃肠功能提高，胃液分泌量增加，人们的食欲普遍旺盛。此时正是进补藏精的大好时机，可为来年的身体健康打下基础，饮食应当遵循养阴防燥的原则。

民以食为先，如果饮食得当不仅可以提高身体素质，还可抵御外界的各种疾病。本章拟列举适于不同季节肝病养生的时令果蔬、养生茶饮、汤煲药膳以供参考。

五颜六色的蔬菜、水果为人类提供了极其丰富的维生素、无机盐和膳食纤维。近年来有研究发现，一些蔬菜、水果具有很强的抗氧化作用，可以预防氧化损伤所引起的各种疾病及衰老，提高免疫力。许多国家的膳食指南均将多吃蔬菜、水果作为重点内容列出，因此，肝病患者每日适当多食水果、蔬菜，有益于健康。

一、水果类

1. 苹果

苹果被称为水果之王，含有丰富的果糖、葡萄糖、蔗糖，还含有微量元素及多种维生素和胡萝卜素等。多吃苹果可以改善呼吸系统和肺功能，苹果中含有大量的果胶和纤维素，这种可溶性纤维质可以加强胆汁的分泌，降低胆固醇及坏胆固醇（即低密度脂蛋白胆固醇）的含量，发挥清理肠道的作用，对于肝病、心脏病患者都有一定好处。

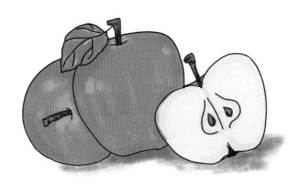

春

2. 葡萄

葡萄历来名列世界四大水果之首。中医认为，葡萄性平味甘，能滋肝肾、生津液、强筋骨，有补益气血、通利小便的作用，可用于脾虚气弱、气短乏力、水肿、腹水、小便不利等病症的辅助治疗。葡萄含有人体所需的十多种氨基酸及多量果酸，葡萄含糖量达8%～10%，能很快被人体吸收，特别是当人体出现低血糖时，若及时饮用葡萄汁，可马上得到缓解。葡萄可阻止血栓形成，并且能降低人体血清胆固醇水平，降低血小板的凝聚力，对预防心脑血管病有一定作用。此外，葡萄可抗衰老，防止健康细胞癌变，并能防止癌细胞扩散，减少器官移植手术后患者的排异反应。

3. 西瓜

西瓜，原产非洲撒哈拉沙漠，含丰富的水分、膳食纤维、维生素及微量元素等。中医认为，西瓜有生津、除烦、止渴、解暑热，清肺胃，利小便，助消化，促代谢的功能，适宜高血压、肝炎、胆囊炎、肾炎、水肿及中暑发热、汗多口渴之人食用。但是，糖尿病患者、体虚胃寒者、充血性心力衰竭者、慢性肾病患者不宜多食，尤其是冰镇西瓜，否则会加重病情。

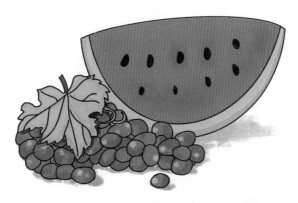

4. 梨

梨素有"百果之宗"之称，所含的糖类具有保肝、助消化、促进食欲的作用，可用于肝炎、肝硬化患者的辅助食疗，含有多种维生素及钾、钙元素，有降压、清热、镇静和利尿作用，对高血压、心脏病同时伴有头晕目眩、心悸、耳鸣者，有一定的治疗效果。中医认为，梨性微寒味甘，能生津止渴、润燥化痰、润肠通便等，对上呼吸道疾病患者所出现的咽干、咽部痒痛、黏痰等症皆有益。尤其秋令时节，天干气燥，若多吃梨，具有一定润燥的作用。但须注意梨属凉性水果，凡患有脾胃虚寒、腹泻、慢性肠炎、寒痰咳嗽、伤风感冒、糖尿病、消化不良者以及产后妇女不宜食之。

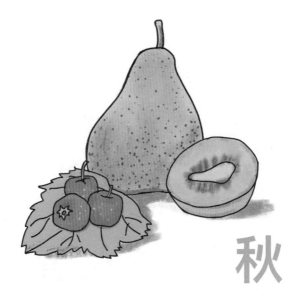

5. 山楂

山楂又名山里红、红果，多含钙、维生素、铁、磷、红色素、果胶等。《本草纲目》记载山楂"有健脾，补脾，消肉食积，引洁气，活血散瘀，助消化之功"。除此之外，还具有一定的保肝作用，适合肝病患者食用。同时也有舒张血管、加强和调节心肌，增大心室和心运动振幅及冠状动脉血流量，降低血清胆固醇和降低血压，排痰平喘的作用。老年人常吃山楂制品能改善睡眠，预防动脉粥样硬化。

6. 猕猴桃

猕猴桃含有优良的膳食纤维和丰富的抗氧化物质，能清热降火、润燥通便。有研究表明，其含有抗突变成分谷胱甘肽，对多种癌细胞病变有一定的抑制作用；其富含精氨酸，能有效地改善血液流动，阻止血栓的形成；其含有大量的天然糖醇类物质肌醇，能有效地调节糖代谢，对防治糖尿病和抑郁症有独特功效；其含有维生素C、E、K等多种维生素和丰富的叶酸、叶黄素和抗氧化物质，可增强人体的自我免疫功能。

7. 金橘

金橘又名四季橘，果皮中含有丰富的维生素C和胡萝卜素、蛋白质、脂质、无机盐、锌和铁等微量元素。《本草纲目》称金橘"酸、温、甘、无毒""主治下气快膈，止渴解酲，解臭，皮尤佳""疗呕秽反胃嘈杂、时吐清水，痰痞，痰疟，大肠闭塞，妇人乳痈"。具有理气解郁、化痰散寒、消食下气膈、止渴醒酒、避臭之功效，对急性肝炎、胃痛、疝气、慢性气管炎、脱肛及子宫脱垂等病症均有疗效。研究表明，金橘对胆囊炎、胆石症有一定的治疗作用。

8. 番木瓜

番木瓜又称木瓜，富含超过17种的氨基酸及钙、铁等，还含有木瓜蛋白酶、番木瓜碱、维生素C等，素有"万寿果"之称。木瓜中的木瓜蛋白酶有健脾消食之功，对脂肪肝等病均有疗效。番木瓜碱和木瓜蛋白酶具有抗结核杆菌及寄生虫等作用，可用于杀虫抗痨（结核）；木瓜中的凝乳酶可用于通乳；番木瓜碱具有缓解痉挛疼痛及抗淋巴性白血病之功，可用于腓肠肌痉挛及治疗淋巴性白血病。木瓜中含有大量水分、糖类（碳水化合物）、蛋白质、脂肪、多种维生素及多种人体必需的氨基酸，可有效补充人体的养分。

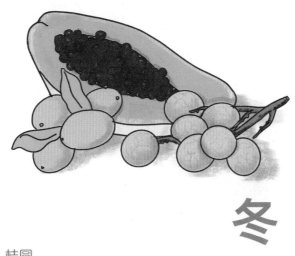

冬

9. 桂圆

桂圆有龙目、龙眼、益智之称。桂圆有补血安神、健脑益智、补养心脾的功效，对失眠、心悸、记忆力减退、贫血有较好的疗效，是一种抗衰老食品。慢性肝炎出现神经衰弱、贫血及失眠、健忘者，可用龙眼肉4～6枚和莲子，加水炖汤于睡前服用，有补血安神的功效。

二、蔬菜类

1. 洋葱

洋葱，又名洋葱头、圆葱。洋葱含有糖类物质、蒜素、前列腺素A、微量元素硒等物质，被誉为"菜中皇后"。洋葱中含的微量元素硒是一种抗氧化剂，体内硒含量增加，各种癌症发生率会下降，洋葱可降血糖和利尿，其含有的蒜素是植物杀菌素，可刺激食欲、帮助消化、刺激管道壁分泌，所以又有祛痰、发汗、预防感冒以及抑菌防腐的作用。

2. 青蒜

青蒜，又叫蒜苗。青蒜含有蛋白质、胡萝卜素、硫胺素、核黄素等营养成分。它含有的辣素可醒脾气、消积食，具有良好的杀菌、抑菌作用。青蒜对于心脑血管和肝脏有一定的保护作用，可预防血栓的形成。

3. 芦笋

芦笋又名露笋、石刁柏，有"蔬菜之王"之称，富含多种氨

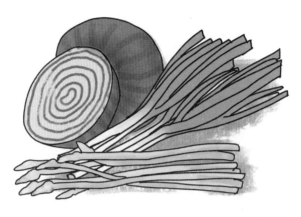

春

基酸、蛋白质和维生素。经常食用芦笋，可以补充叶酸，防治贫血能显著提高免疫功能。对心脏病、高血压、水肿、膀胱炎、肝功能异常、肝硬化有一定改善作用，还能降血压软化血管，帮助消化增进食欲，消除疲劳增强体质，减肥健美。夏季食用可有清凉降火、消暑止渴之功，痛风和糖尿病患者不宜多食。

4. 南瓜

南瓜又名麦瓜、番瓜、金冬瓜，内含有维生素和果胶，南瓜高钙、高钾、低钠。南瓜多糖是一种非特异性免疫增强剂，含有大量的甘油酸，具有补中益气、消炎止痛、解毒杀虫、降糖止渴的功效，能提高机体的免疫功能，对肝脏病变有益；果酸可以保护胃肠道黏膜，对消化道溃疡有一定疗效；南瓜还能防止动脉硬化，预防骨质疏松和高血压，预防卒中；南瓜子对前列腺肥大有治疗和预防作用。南瓜所含成分能促进胆汁分泌，加强胃肠蠕动，助消化。南瓜性温，胃热炽盛、气滞湿阻、湿热气滞者少吃；患有脚气、黄疸病者忌食。

5. 冬瓜

冬瓜含蛋白质、胡萝卜素、糖类、粗纤维、多种维生素和钙、磷、铁。冬瓜具有润肺生津、化痰止渴、利尿消肿、清热祛暑、解毒排脓的功效。冬瓜含维生素C较多，且钾含量高，钠盐含量低，比较适合需低钠食物的高血压、水肿性疾病的食疗，如肾源性水肿、肝源性水肿等患者。冬瓜性寒凉，脾胃虚弱、久病滑泄、阳虚肢冷、肾脏虚寒者忌食。

6. 黄瓜

黄瓜含水量极高，含有蛋白质、脂肪、糖类，多种维生素、纤维素以及钙、磷、铁、钾、钠、镁等。黄瓜中含有的葫芦素C可提高人体免疫功能，抗肿瘤，还可治疗慢性肝炎；含有丰富的维生素E，可起到一定抗衰老的作用；黄瓜酶能促进机体的新陈代谢；黄瓜中所含的葡萄糖苷、果糖等不参与通常的糖代谢，故糖尿病患者可多食黄瓜；黄瓜中所含的丙氨酸、精氨酸和谷胺酰胺对肝病患者，尤其是对酒精肝硬化患者有一定辅助治疗作用；黄瓜中所含的丙醇二酸，可抑制糖类物质转变为脂肪。此外，黄瓜中的纤维素可促进人体肠道内残留物质的排除，以及降低胆固醇。

7. 西红柿

西红柿，味酸、甘，性微寒，有生津止渴、健胃消食、清热解毒功效。番茄红素具有显著的抗氧化能力，能够清除自由基，延缓癌变进程。番茄中含有大量维生素C可防治动脉硬化、降压、利尿作用，因此冠心病、高血压、肝病患者都可食用。

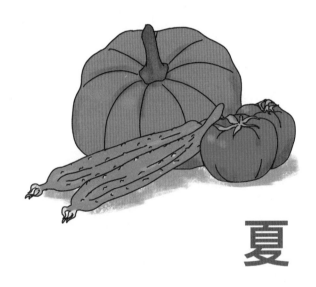

夏

8. 莲藕

莲藕，又名莲菜，微甜而脆，低糖高热量。中医认为，生藕性寒，甘凉入胃，可消瘀凉血、清烦热、止呕渴，适用于烦渴、咯血等症。妇女产后忌食生冷，唯独不忌藕，因为藕有消瘀作用。熟藕，其性温，可滋阴养胃，健脾益气。藕粉有养血止血、调中开胃的功效。除此之外还有消除咽喉肿痛、止咳消炎、防治伤风感冒和止血的作用，可治疗胃、十二指肠溃疡并预防复发，可预防动脉硬化和缺铁性贫血。同时，莲藕可润肠通便，改善视疲劳。常吃莲藕，可预防神经失调症。在藕节的部分丹宁酸含量较多，可磨碎食用。

9. 菠菜

菠菜，又叫波斯菜、赤根菜。菠菜含有丰富维生素C、胡萝卜素、蛋白质以及铁、钙、磷等矿物质。可通血脉，开胸膈，下气调中，止咳润燥。菠菜可防治便秘、高血压、酒毒、口角炎、夜盲症的发生，有助于保护视力；可防治皮肤、内脏的出血倾向。其中的维生素E和硒元素，具有抗衰老、防治老年痴呆症的作用。糖尿病患者经常吃菠菜有利于血糖保持稳定。但菠菜中铁含量少，会干扰锌和钙的吸收。所以婴幼儿和缺钙、肾结石、软骨病、肺结核、腹泻者不宜食用生菠菜。凡脾胃肾虚弱之人，也不宜多吃菠菜。

10. 莴笋

莴笋，又称莴苣、莴菜、生笋。莴笋具有开通疏利、消积下气、利尿通乳、宽肠通便等功用。此外，莴笋含钾量较高有利于促进排尿，减少对心房的压力，对高血压和心脏病、水肿患者有

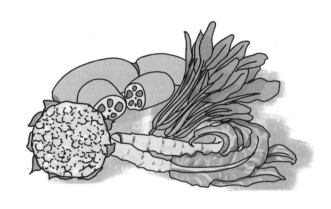

秋

益。常食用莴笋有助于改善肝脏功能，增强胃液、消化液及胆汁的分泌，可促进食欲，抵御风湿性疾病和痛风。

11. 大白菜

大白菜含水量高，而热量几乎是蔬菜中最低的，含有多种维生素和钙、磷等矿物质及大量粗纤维。中医认为，白菜性味甘平，可解热除烦、通利肠胃、养胃生津、除烦解渴、利尿通便、清热解毒，经常吃白菜可防止坏血病。白菜籽可解酒。但气虚胃弱之人，不宜多吃。

12. 卷心菜

卷心菜，又名莲花白。卷心菜的抗氧化成分可延缓衰老，维生素C和钾可防治高血压，维生素K有助于增强骨质，维生素U

具有保护黏膜细胞的作用，能加速创面愈合，对胃炎及胃溃疡的防治有较好的临床效果。此外，卷心菜富含叶酸，怀孕的妇女及贫血患者宜多食用，还可增进食欲，促进消化，预防便秘。

13. 竹笋

竹笋被称作"菜中珍品"，其具有低脂肪、低糖、多纤维的特点，富含维生素B及烟酸等。中医认为，竹笋味甘、微寒，无毒，具有清热化痰、滋阴凉血、益气和胃、治消渴、利水道、利膈爽胃等功效。竹笋不仅能促进肠道蠕动，还可帮助消化，去积食，防便秘；其含脂肪、淀粉很少，能减少与高血脂有关的疾病；对外感风热或肺热咳嗽，痰多色黄者有益；有利尿之功效，适宜水肿及腹水患者。有尿路结石者不宜食用。

14. 香菇

香菇，又名香蕈、冬菇。香菇具有调节人体新陈代谢、降低血压、减少胆固醇、防治肝硬化、消除胆结石、防治佝偻病等功效。香菇中含有β葡萄糖苷酶，可明显地加强机体免疫力；香菇还能杀死有害细菌、诱导体内干扰素的产生，干扰病毒蛋白质的合成，对乙肝患者的恢复及预防有益；香菇多糖具有保肝降脂和延缓衰老之效。

15. 金针菇

金针菇又名金菇、冬菇。金针菇中含有18种氨基酸以及多种矿物质，含锌量比较高，可促进儿童智力发育。金针菇属于高钾低钠食品，经常食用金针菇，可以预防和治疗肝脏病及胃肠道溃疡。亦可抑制血脂升高，降低胆固醇，防治心脑血管疾病。

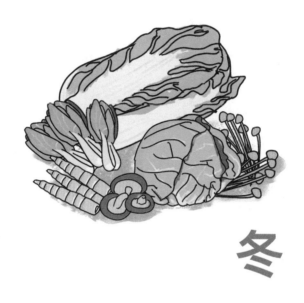

冬

第二节 养生茶饮

茶文化作为中华传统文化的重要组成部分越来越受到人民群众的喜爱，自古以来茶饮都作为中医药治疗的手段之一，在养生保健方面积累了丰富的经验，如茶调散、药茶饮等。

一、何谓药茶

药茶是具一定疗效的特殊的液体饮料，即在茶叶中添加食物或药物制作而成的。广义的药茶还包括不含茶叶，由食物和药物经冲泡、煎煮、压榨及蒸馏等方法制作而成的代茶饮用品，如汤饮、鲜汁、露剂、乳剂等。

二、饮用方法

药茶的饮用方法主要有泡、煎、调3种。

1. 泡

取花类或切成薄片，捣碎，或制成粗末的茶方，或袋泡茶、块茶。取适量放置茶杯中，将煮沸的开水沏入，再用盖子盖好，焖15～30分钟，即可以饮用，以味淡为度。

2. 煎

指药味多或药味不易泡出的复方药茶，须将复方药茶共制成粗末，用砂锅煎药汁，加水煎2～3次，合并煎液过滤，装入保温瓶中，代茶频频饮用。

3. 调

有的茶药方为药粉，加入少量的白开水调成糊状服用。

三、茶饮时间

饮用药茶时间的选择，应根据药茶性质和疾病状况而定。如发汗解表用的药茶，宜温饮顿服，发汗以微微出汗为度；对胃肠道刺激性较大的药茶，应在饭后服用；补益药茶宜在饭前服用，易于有效成分快速吸收；安神药茶，宜在晚上临睡前服用；泻下药茶宜早晨空腹服用，使之充分吸收，如泻下次数过多，可食冷粥即止；防疫药茶，宜掌握流行季节选用；用于保健及治疗慢性病的药茶，应做到规律、持久。

四、茶饮注意事项

1. 饮用药茶需忌口

除了中药常见的"十九畏""十八反"和妊娠禁忌，还应注意服药的"忌口"。如服解表药，宜禁生冷；服清热解毒药宜禁食油腻辛辣之品；服理气消胀药，宜禁豆类、白薯等。

2. 饮用药茶须知下列常识

少年儿童宜饮淡茶；青春期及消脂减肥宜饮绿茶；女青年经期与更年期女性，可饮花茶以疏肝解郁、理气调经。

3. 饮药茶需弄清"茶忌"

如胃寒者、哺乳妇女、冠心病者忌饮过量浓茶；忌饮过夜茶。

4. 注意去除药茶杂质

药茶的中药材在使用前建议先用凉白开浸泡后洗去泥沙等杂质。

5. 并非所有药都可以入药茶

例如以下几类药不宜入药茶：含有乌头碱类中药必须久煎以减轻毒性。辛辣刺喉者，均不宜入药茶泡饮。蛇草类、贝壳、矿石类中药，其有效成分不易溶出，需先煎久煎。

6. 药茶需在专业医师指导下服用

建议在专业医师的指导下，结合患者自身的中医体质类型和疾病特点采用相关的养生茶饮。

五、肝病四季常用养生茶饮 ·············

（一）春季茶饮

1. 岗松茶

【用料】岗松，白糖。

【制法】把岗松洗净，切5厘米长的段，放入炖杯内加水200毫升。把炖盅置武火上烧沸，再用文火煎煮25分钟，去渣，加入白糖搅匀即成。代茶饮用。

【功效】祛风行气，通淋利尿，止痒。适用于急性病毒性肝炎患者。

2. 清肝降酶茶

【用料】垂盆草，大青叶，虎杖。

【制法】上方药物，共研为末。每次用少许药末，置于保温瓶中，用沸水冲泡，盖闷15分钟后，代茶频饮。每日一剂。

【功效】清利湿热，解毒降酶。病毒性肝炎。适用于黄疸不明显或黄疸消退后转氨酶、碱性磷酸酶、乳酸脱氢酶等居高不下者。

3. 郁金清肝茶

【用料】郁金（醋制），炙甘草，绿茶，蜂蜜。

【制法】郁金、炙甘草、绿茶，加水1 000毫升，煮10分钟，取汁，挑入蜂蜜即可。每日一次，频服。

【功效】疏肝解郁，利湿祛瘀。适用于肝炎、肝硬化及肝癌患者。

4. 茜草茵陈茶

【用料】茜草，茵陈，淮山药，甘草，白糖。

【制法】上方前四味药共研为末。每次用少许，置于保温瓶中，冲入适量沸水，盖闷20分钟后，代茶频频饮用。饮时取清汁，加入适量糖。每日一剂。

【功效】活血化瘀，清热利湿。适用于急性黄疸型病毒性肝炎患者的发热症状。

5. 茉莉花甘草茶

【用法】茉莉花，绿茶，陈皮，玫瑰花，金银花，甘草。

【制法】将所有材料洗干净，放入杯中以沸水冲泡，15分钟后即可饮用。

【功效】清热祛湿，调畅胃肠气机。适用于体倦乏力、脘腹胀满、口干、口苦者。

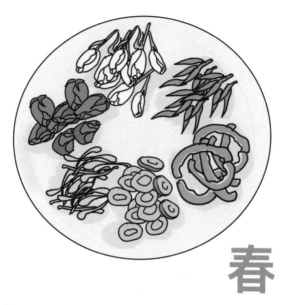

春

(二) 夏季茶饮

1. 柳叶饮

【用料】鲜柳叶，白糖。

【制法】将鲜柳叶用开水冲泡，加少量白糖，代茶频服。

【功效】清热解毒。适用于初期肝炎患者。

2. 荷叶茶

【用料】鲜荷叶。

【制法】将荷叶洗净，切细丝，入锅，加水适量，煎煮20分钟，去渣取汁即可。代茶频服，当日服完。

【功效】健脾利湿，消脂减肥。适用于脂肪肝、中老年单纯性肥胖症患者。

3. 三皮饮

【用料】西瓜皮、冬瓜皮、黄瓜皮。

【制法】将以上3种用料洗净，放入砂锅中，煎水加食盐少许饮用。

【功效】清热利水。适用于肝硬化腹水患者。

4. 茵陈绿茶

【用料】茵陈，生大黄，绿茶。

【制法】原方前二味药共研粗末。每次用少许，置保温瓶中，冲入沸水适量焖泡10分钟后，加入绿茶，再盖闷5分钟，开始代茶饮用。每日1～2剂。

【功效】清热利湿，通腑退黄。适用于急性黄疸型肝炎、阻塞性黄疸患者。

5. 茵陈玉米须茶

【用料】玉米须，茵陈，蒲公英。

【制法】上方药共研为末。每次用少许，置于保温瓶中，冲入沸水适量，盖焖20分钟，代茶频饮。每日一剂。

【功效】清热利湿，利胆退黄。适用于胆囊炎、胆石症患者，症见：恶寒发热，右上腹疼痛，牵涉右肩背部，口干苦，舌红苔黄，脉弦滑，有时伴皮肤、巩膜黄染，皮肤瘙痒；传染性肝炎患者，症见：恶寒发热，神疲，纳差，厌油腻，肝区饱胀，肝脾肿大，皮肤及巩膜黄染，色鲜明，小便发黄等。

6. 玉米须茶

【用料】玉米须。

【制法】本品洗净，晒干后备用。每次取少许，置保温瓶中，以温水适量冲泡，盖闷10多分钟。代茶饮，每日一剂。

【功效】利水消肿。适用于肝硬化腹水、水肿、小便不利者，以及黄疸型肝炎、胆囊炎、胆结石症等者。

7. 茵陈茶

【用料】茵陈蒿。

【制法】茵陈加水煎汤，去渣取汁。代茶饮。

【功效】清热，退黄，利胆。适用于湿热黄疸及肝炎患者，症见：尿黄、目黄、肤黄，伴有身疲体乏、食欲不振等。

8. 豆蔻牛奶饮

【用料】白豆蔻，牛奶，白糖。

【制法】豆蔻去壳，研成细粉；牛奶用中文火烧沸，加入白豆蔻粉，用文火煮5分钟，停火。把白糖加入牛奶内，搅匀即成。每日4次，每次60毫升。

【功效】滋补气血，消食行气。适用于急性病毒性肝炎营养不足患者。

9. 夏枯草冰糖茶

【用料】夏枯草,冰糖。

【制法】将夏枯草洗净,煎取浓汁,去渣,加入冰糖煮溶化。代茶饮。

【功效】清肝火、散郁结、降血压、明目、消肿。适用于急性黄疸型肝炎患者。

10. 金钱草薏苡仁茶

【用料】金钱草,薏苡仁。

【制法】将薏苡仁洗净,加清水适量,煮至熟烂,加金钱草煮沸10分钟,捞去金钱草即可食薏苡仁,喝汤代茶饮。

【功效】利湿、退黄、消肿。适用于肝硬化腹水、病毒性肝炎患者。

11. 绿豆菊花茶

【用料】白菊花,绿豆。

【制法】将绿豆淘洗干净,备用。将白菊花放入纱布袋中,扎口,与淘洗干净的绿豆同入砂锅,加足量水,浸泡片刻后用大火煮沸,改用小火煨煮1小时,待绿豆酥烂,取出菊花纱布袋即成。代茶频服,并将酥烂的绿豆同时噙入口内,缓嚼而咽下。

【功效】清热解毒,清暑降脂。适用于肝经湿热型脂肪肝患者。

12. 葛花荷叶茶

【用料】葛花，鲜荷叶（或干荷叶）。

【制法】将荷叶切丝，与葛花同入锅中，加水适量，煮沸10分钟，去渣取汁即成。代茶频服，当日服完。

【功效】清热利湿，降脂轻体。适用于痰瘀交阻型肝硬化患者，症见：肝脏肿大且质地较硬，肝区疼痛或压痛明显，苔淡黄，脉弦数。

13. 解毒三草饮

【用料】甘草，鱼腥草，车前草，白糖。

【制法】甘草洗净，润透，切片；鱼腥草、车前草洗净。将甘草、鱼腥草、车前草放入锅内，加适量清水，置武火上煮沸，再用文火煎25分钟，加入白糖即成。代茶饮，每次100毫升，每天5次。

【功效】解毒、清热、利水。适用于中毒性肝病患者。

14. 鱼腥草茶

【用料】鱼腥草，白糖。

【制法】将鱼腥草择去杂质，清水洗净，沥干水。鱼腥草捣汁，煎煮一沸，去渣取汁，频饮。

【功效】清热祛湿。适用于急性黄疸型肝炎患者。

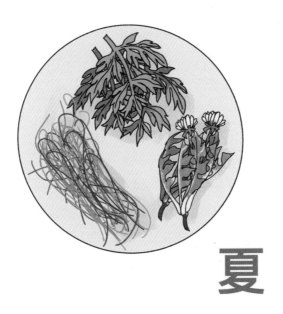

夏

（三）秋季茶饮

1. 麦芽山楂茶

【用料】炒麦芽，炒山楂，红糖。

【制法】以上药置杯中，加入约250毫升开水，加盖20分钟后代茶温饮。一日2～3剂。

【功效】健脾开胃，软坚散结。适用于肝硬化患者。

2. 香附陈皮茯苓茶

【用料】炒香附，陈皮，茯苓，山楂，红糖。

【制法】将陈皮、茯苓洗净后，晒干或烘干，切碎，研成细末，备用。将炒香附、山楂洗净，切成片，放入纱布袋中，搅和均匀，改用小火煨煮30分钟，取出药袋，调入红糖，小火煨煮至沸即成。代茶频饮。

【功效】健脾益肝。适用于肝脾不调型病毒性肝炎患者。

3. 玫瑰蜜桃饮

【用料】枸杞子，玫瑰花，蜜桃，白糖。

【制法】将枸杞子洗净，去果柄及杂质，蜜桃洗净，去皮、核，切片，玫瑰花去蒂，洗净，撕成瓣状。将枸杞子、蜜桃、玫瑰花同放炖锅内，加适量清水，置武火上烧沸，再用文火煮30分钟，加入冰糖搅匀溶化即成。代茶频饮。

【功效】滋养肝血、行气解郁。适用于肝炎、肝硬化患者的辅助治疗。

4. 槐角白糖饮

【用料】槐角，白糖。

【制法】槐角洗净，放入锅内，加入清水，用武火烧沸，再用文火煎25分钟，加入白糖搅匀即成。

【功效】滋补气血，消食行气。适用于急性病毒性肝炎营养不良者。

5. 陈醋黄芪饮

【用料】陈醋，黄芪，桂枝，白芍，白糖。

【制法】黄芪、白芍润透，切片；桂枝洗净，去杂质。将黄芪、桂枝、白芍放入锅内，加入清水。将锅置武火上煮沸，再用文火煎煮25分钟，加入白糖、醋搅匀即成。代茶饮，每次100毫升，每天5次。

【功效】散瘀，解毒，消肿。适用于肝硬化患者。

6. 桑葚枸杞茶

【用料】桑葚，枸杞子，陈皮，白糖，绿茶。

【制法】桑葚去杂质，洗净；枸杞子去杂质；陈皮润透，切丝。将桑葚、枸杞子、陈皮、绿茶放入锅内，加水置武火上煮沸，转用文火煮25分钟，滤去药渣，加入白糖，搅匀即成。代茶饮，每次100毫升，每天5次。

【功效】疏肝养血。适用于病毒性肝炎肝郁气滞型患者。

7. 八月扎郁金蜜饮

【用料】八月扎，郁金，蜂蜜。

【制法】将八月扎、郁金分别拣杂、洗净，晒干或烘干，切成片，同放入砂锅，加水浸泡片刻，煎煮20分钟，用洁净纱布过滤，去渣，取滤汁放入容器，调入蜂蜜，搅和均匀即成。早晚各服一次。

【功效】疏肝理气，活血止痛。适用于肝癌气滞血瘀所致胸胁作痛者。

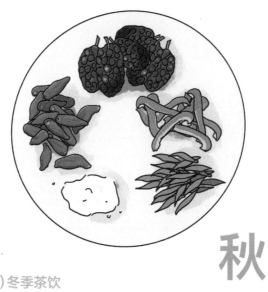

秋

（四）冬季茶饮

1. 乌龙茶

【用料】乌龙茶。

【制法】每次取少许乌龙茶，放入有盖的茶杯中，用沸水冲泡，加盖闷5分钟，即可饮用。每日2次，于冲泡后频频服用，每杯茶可连续冲泡3～5次。

【功效】消脂减肥。适用于脂肪肝、中老年单纯性肥胖症患者。

2. 虎杖蜜

【用料】虎杖根，北五味子，蜂蜜。

【制法】将虎杖根、北五味子洗净，用砂锅加水浸泡半小时，用中火煎沸，改用小火煎半小时，取汁150毫升，再加水煎汁150毫升，弃渣，将头、二煎汁及蜂蜜一起倒入砂锅内，小火煎沸5分钟，冷却装瓶备用。饭后开水冲服，每日3次，每次5～10毫升。

【功效】护肝解毒，扶瘀止痛。适用于慢性迁延性肝炎患者。

3. 芹菜汁

【用料】鲜芹菜。

【制法】将芹菜洗净，晾干，放入沸水中烫泡3分钟，切细后捣烂，取汁即成。早晚2次分服。

【功效】平肝降压，利湿祛脂。适用于各种类型的脂肪肝，尤其是肝经湿热型脂肪肝伴高血压患者。

4. 芹菜大枣茶

【用料】鲜芹菜，大枣，红糖。

【制法】芹菜洗净切段，大枣去核，加清水1 500毫升，红糖适量，煮1小时，分次食用。

【功效】补脾和胃，解药毒，利尿，退黄。适用于急慢性肝炎患者。

5. 苹果酸牛奶

【用料】苹果，酸牛奶，蜂蜜。

【制法】将苹果外表皮反复洗净，连皮切碎，放入家用榨汁机中，绞取苹果汁，与酸牛奶、蜂蜜充分混合均匀即成。早晚各服一次。

【功效】补虚益气，活血降脂。适用于各种类型的高脂血症、脂肪肝患者。

6. 五味红枣茶

【用料】五味子，红枣，冰糖，绿茶。

【制法】把五味子洗净，去杂质；红枣洗净，去核；冰糖打碎。把五味子、冰糖、红枣、绿茶同放炖杯内，加入清水250毫升。把炖杯置武火上烧沸，再用文火炖煮25分钟即成。每日代茶饮用。

【功效】补养肝肾，益气生津。适用于肝硬化转氨酶增高患者。

7. 旱莲草大枣茶

【用料】旱莲草，大枣。

【制法】将旱莲草和大枣洗净，一同放入锅中，加适量的水，煨汤，然后去渣即成。代茶饮。

【功效】滋补肝肾，滋阴养血，凉血止血、消痈解毒。适用于肝炎、肝硬化患者。

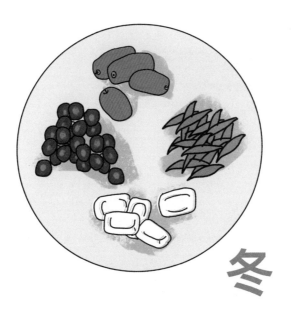

冬

汤煲药膳

慢性肝病患者多因肝脏功能受损导致营养物质代谢紊乱或缺乏，可在专业医师的指导下，根据自身的体质类型，结合肝病疾病特点和所处阶段，通过汤煲药膳，补充相关营养物质，起到养生保健作用。

一、春季汤煲药膳

1. 黄芪炖乌鸡

【用料】黄芪，乌骨鸡，葱，姜。

【制法】清洗干净，放入沸水锅中焯一下，捞出洗净。将黄芪洗净，放入乌骨鸡腹中，放入砂锅，注入鸡清汤，放入料酒、盐、葱段、姜片，用小火炖至乌鸡肉烂入味即成。

【功效】补脾益气，养阴益血。适用于慢性迁延性肝炎、慢性活动性肝炎等病症的辅助治疗。

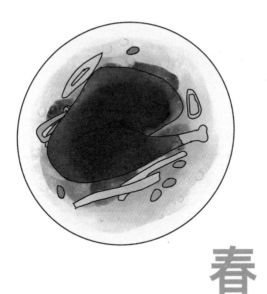

春

2. 番茄牛肉

【用料】番茄，牛肉，花生油，盐，白糖。

【制法】牛肉切成小块先煮30分钟，再加入番茄、盐、花生油、糖同煮30分钟。

【功效】益肝养血，健脾消食。适用于慢性肝炎患者。

3. 春笋香菇汤

【用料】春笋，香菇，清汤，精盐，鸡精，植物油。

【制法】将春笋剥皮切丝，香菇切片。锅内倒油烧热，把春笋丝、香菇片一同入锅中翻炒20分钟，加清汤、调料煮沸即可。

【功效】疏肝健脾。适用于肝硬化、肝脾肿大、腹胀等患者。

二、夏季汤煲药膳

1. 黑鱼汤

【用料】红茶，黑鱼。

【制法】将黑鱼、红茶同煮汤，不加盐食用。

【功效】利尿消肿。适用于肝硬化腹水患者。

2. 地耳煮鸡蛋

【用料】鲜地耳草，鸡蛋。

【制法】将地耳草、鸡蛋同煮，蛋煮熟后去壳，复煮片刻即可。饮汤食蛋。每日一次，连服5～10日。

【功效】利湿退黄，清热解毒，活血消肿，补阴护肝。适用于早期肝硬化，急、慢性肝炎等患者。

3. 赤豆南瓜煮排骨

【用料】赤豆，南瓜，猪排骨，陈皮，精盐。

【制法】将赤豆去杂质，用清水淘净。陈皮洗净备用。南瓜去子，用清水洗净，连皮切成块，备用。猪排骨洗净，先放入煲内，加入赤豆、陈皮各适量，加清水，煮至赤豆熟透，再加入南瓜，继续煮至南瓜是熟透，加入精盐调味即成。

【功效】补益气血，利水消肿，健脑益智，养颜嫩肤。适用于肝炎、肝硬化腹水患者。

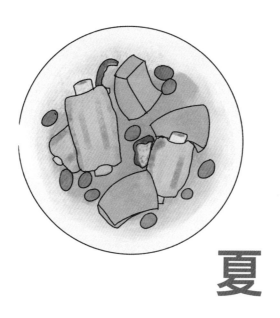

夏

4. 红小豆冬瓜汤

【用料】红小豆，带皮冬瓜。

【制法】将红小豆、冬瓜一并煮汤服用。每日一剂。

【功效】消炎利水。适用于肝硬化有少量腹水者。

5. 夏枯草煲瘦肉

【用料】夏枯草，瘦猪肉，盐。

【制法】将夏枯草洗净，瘦猪肉洗净切片。将切好的猪肉与夏枯草一同放入煲中，盖严盖儿，用文火煮至猪肉熟烂，加盐调味。

【功效】清肝散结，降压。适用于高血压、肝炎患者。

6. 鸡骨草煲田螺

【用料】鸡骨草，田螺，盐，味精。

【制法】将田螺用清水洗净，用剪刀逐一剪去田螺兜儿；鸡骨草洗净备用。砂锅加清水，放入田螺、鸡骨草，煲汤，加入精盐、味精调味即可。饮汤食田螺肉。

【功效】清热利湿，生津止渴，退黄疸。适用于急性病毒性肝炎、肝功能损害患者。

7. 薏苡仁冬瓜脯

【用料】薏苡仁，草菇，蘑菇，生粉，冬瓜，盐，上汤。

【制法】冬瓜切成大块，整块用沸水焯一下，捞起沥干水分。将整块冬瓜上蒸盆内，加入上汤，煮熟薏苡仁，上笼蒸35分钟，取出待用。将草菇、蘑菇一切两半，下热油锅略爆，加入盐、清水、生粉、香油，勾好芡，淋在冬瓜脯上即成。

【功效】清热解毒，利水消肿。适用于肝炎、糖尿病、消化不良，高血压患者。

8. 西芹玉须江鲫煲

【用料】玉米须，江鲫鱼，西芹，姜，葱，盐，花生油，味精。

【制法】玉米须洗净，放入锅内，加入清水，用武火煮沸，转用文火煮25分钟，去渣，留汁液待用。将江鲫鱼洗净，去鳞片、鳃、内脏，先加盐腌制，再用热油煎成两面金黄；姜切片，葱切段；西芹洗净，去筋，切成菱形块。砂锅置武火上烧热，烧至六成热时，下姜、葱爆香，随即放入江鲫鱼、西芹、盐、玉米须汁液，煮沸后，倒入平底煲中，用武火煮7分钟，调入盐、味精即成。

【功效】利尿泄热，平肝利胆。适用于急性黄疸型肝炎患者。

9. 牛肉赤豆汤

【用料】牛肉，赤豆，花生仁，大蒜。

【制法】将以上四味混在一起，加水煮至烂熟即成。空腹温服。

【功效】利水除湿，消肿解毒。适用于早期肝硬化患者。

三、秋季汤煲药膳

1. 花汤

【用料】素馨花，合欢花，丹参，郁金，猪瘦肉，大枣，陈皮，生姜，精盐。

【制法】将猪瘦肉洗净，斩成小块。将生姜洗净拍烂，陈皮浸泡去白。其余用料洗净备用。将全部用料放入锅内，文火煮1～1.5小时，加精盐调味，适量饮用。

【功效】健脾利湿，清热解毒。适用于无黄疸型乙肝之肝郁气滞者，症见：腹胁胀痛，脘痞嗳气，恶心，口苦心烦，失眠，抑郁寡欢，小便色黄，舌淡红苔薄白。

2. 大枣银耳汤

【用料】大红枣，银耳。

【制法】将银耳浸泡，放入大枣共煮成汤，频饮食之。

【功效】健胃补脾，清热凉血。适用于慢性肝炎患者。

3. 板栗烧鲤鱼

【用料】鲤鱼，板栗，茯苓，葱段，姜片，大蒜，盐，酱油，红糖。

【制法】将鲤鱼宰杀，去鳞及内脏洗净，两边各切4刀；板栗切一小口，入沸水中煮透，剥去外壳及种皮；茯苓洗净；鲤鱼用葱段等调料腌20分钟，再将大蒜、姜片、葱段塞

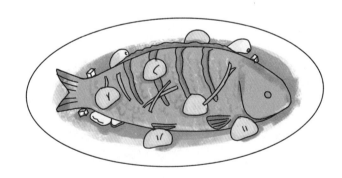

秋

入鱼腹内。油锅烧至七成热，放入鲤鱼炸至微黄色捞出，再将板栗肉炸2分钟；锅内注入600毫升清水，水沸时放入鱼及板栗，用文火煨煮至板栗熟时，放入味精，收汁装盘。佐餐食用。

【功效】健脾利水，抗衰延年。适用于肝炎、肝硬化患者。

4. 红枣水鸭煲

【用料】红枣，水鸭，车前草，生姜，葱，料酒，盐，味精，高汤。

【制法】车前草洗净，切成3厘米长的段，用纱布袋装好，扎紧口；红枣洗净；水鸭宰杀后，去毛、内脏及爪；生姜拍烂，葱切段。将药包放入鸭腹内，水鸭放入煲内，加入红枣、生姜、葱、料酒、高汤，将煲置武火上烧沸，转用文火炖1小时，捞出药包不用，加入盐和味精调味即成。

【功效】清热祛湿，利水消肿，补益脾胃。适用于急性病毒性肝炎湿热交阻、小便黄赤者。

5. 白糖煮藕粉

【用料】藕粉，白糖。

【制法】将藕粉、白糖拌匀，加适量清水，煮成糊状服食。

【功效】生津止渴，清热除烦，醒酒解毒。适用于酒精性肝病患者。

四、冬季汤煲药膳

1. 四红汤

【用料】红豆，带衣花生仁，红枣，红糖。

【制法】红枣洗净用温开水浸泡片刻；红豆、带衣花生仁均清洗干净，红豆用水浸泡1小时。将红豆、花生仁放入锅内，加足量清水用小火慢煮约1个小时。放入红枣、红糖，继续煮约30分钟即可。

【功效】健脾利湿，清热消肿，行水解毒。适用于慢性肝炎患者。

2. 五味子蒸鸭蛋

【用料】五味子，新鲜青壳鸭蛋，白糖。

【制法】将五味子洗净，倒入砂锅中，加冷水4碗，浸泡1小时，用小火煎1小时。约剩下浓汁1碗时，滤出汁水，倒入小砂锅内，调入白糖，用小火烧沸1分钟，至白糖溶化时，离火，置入碗中，备用。将鸭蛋洗净，连壳煮至半熟，大火烧沸后3分钟，离火；待鸭蛋冷却后，用粗筷子打一洞口，让大部分蛋黄流出，将五味子甜浓汁注入蛋中，灌满后，用两层纸糊封洞口，全蛋再用黄泥糊上一层。将处理的鸭蛋放入蒸笼内，蛋的洞口朝上，隔水蒸1小时即成。每日2次，每次1个。食用时，洗净黄泥，撕去封口纸，用吸管饮药汁，然后剥壳吃蛋白。

【功效】养五脏，除虚热，补肝气，生津解毒。适用于肝硬化患者。

3. 豆腐鸡血汤

【用料】鸡血，嫩豆腐，木耳，笋片，生姜，大蒜，葱头，胡椒，盐，鸡精。

【制法】将豆腐、鸡血切成小块，与木耳、笋片一同放入锅内，放入生姜、葱头、胡椒、盐、大蒜，煮熟，放少许鸡精调味即可食用。

【功效】祛浊解毒，除湿消积。适用于湿浊阻滞型肝硬化患

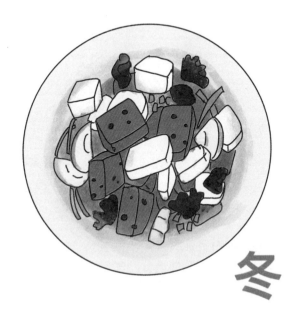

冬

者，症见：腹大胀满，胁下痞胀或疼痛，食量减少，小便短少，大便不爽，舌淡红舌苔白腻。

4. 牛肉牡蛎水饺

【用料】牡蛎，鲜牛肉，蔬菜，面粉，葱，酱油，香菜末，麻油，盐，味精。

【制法】将鲜牛肉剔净筋膜，洗净，剁成碎末；牡蛎去净残壳，洗净，剁成小丁；蔬菜洗净切菜末。将牛肉放入盆内，放入牡蛎丁，拌匀后放入适量的酱油、盐、香菜末、麻油、味精、蔬菜末，搅拌均匀，即成馅料。面粉加少许盐，加清水拌匀和成面团，放在案板上搓成长条，制作面剂子，擀成圆形面皮，包馅捏成饺子。锅中放入清水烧沸后下入饺子，用漏勺轻轻推动，至饺子浮在水面上。水沸加凉水，三沸即成。

【功效】补气增力，滋阴养血。适用于病后体虚、肝炎、肝硬化者的辅助治疗。

5. 泥鳅炖豆腐

【用料】泥鳅（去内脏），北豆腐，料酒，盐，味精。

【制法】泥鳅去内脏洗净，豆腐切小块。油入锅，七成热，入主料熘煸，滴料酒，加清水一杯（220毫升）水开改文火，炖20分钟，加盐，味精，拌匀即可。

【功效】健脾益气，除湿退黄，延年益寿。适用于黄疸型肝炎、肝硬化腹水患者。

6. 芋头当归汤

【用料】芋头，当归，白糖。

【制法】将芋头蒸熟去皮，与当归同煮，加白糖调味即成。

【功效】养胃补肝，养血化瘀。适用于慢性肝炎患者。

7. 蒸带鱼女贞子

【用料】鲜带鱼，女贞子。

【制法】将带鱼去内脏及头、鳃、切成段，清理干净，放入盘中，入蒸锅蒸熟。取蒸熟带鱼的上层之油与女贞子混合，加水再蒸20分钟后取汁服用。

【功效】健脾利湿，补肝明目。适用于迁延性肝炎、慢性肝炎患者。

主要参考文献

［1］顾奎琴，沈卫.肝胆病食疗补养[M].北京：人民卫生出版社，2003.

［2］赵冰清.养肝书[M].湖南：湖南美术出版社，2018.

［3］乔慧艳.中医养生学[M].北京：中国中医药出版社，2020.

［4］徐鸿华.中草药图谱[M].广东：广东科学技术出版社，2007.

［5］孙琇.中医药饮食文化[M].北京：中国中医药出版社，2020.

［6］颜德馨，夏翔.中华养生大全[M].上海：上海科学技术出版社，2001.

［7］邹敏.养生汤酒茶粥[M].南昌：百花洲文艺出版社，2009.

［8］罗庆芳.中国药茶大全[M].贵阳：贵州人民出版社，1992.

［9］缪正来.中国药茶谱[M].北京：科学技术文献出版社，1995.

[10] 华工作室茶疗健康组.肝病药茶[M].广州：广东科学技术出版社，2005.

[11] 彭铭泉，彭年东.常见肝病药膳谱[M].南京：江苏科学技术出版社，1997.

[12] 彭述宪.温病方剂歌诀[M].北京：人民军医出版社，2005.

[13] 侯天印，胡金明，崔德民.脂肪肝偏验方与食疗[M].北京：金盾出版社，2015.

[14] 郭新嵩.饮茶与茶疗[M].沈阳：沈阳出版社，2004.

[15] 崔云甫.肝病调治与生活宜忌[M].上海：上海科学技术文献出版社，2018.

[16] 石学敏.家庭食养食疗手册[M]，天津：南开大学出版社，2003.

[17] 武蕾.内科疾病中西医诊治精要[M].北京：中国医药科技出版社，2004.

[18] 王维.养生保健全方案[M].北京：中医古籍出版社，2018.

[19] 沈勇，肖文琴.肝炎中医诊疗养护[M].北京：人民军医出版社，2007.

[20] 康成.肝病如何用药与食物疗法[M].哈尔滨：黑龙江科学技术出版社，2018.

[21] 刘安祥.肝病生活调养防治800问[M].西安：陕西科学技术出版社，2014.

[22] 陈朝宗，冯卫，丰培莲，等.家庭中药使用手册[M].北京：人民军医出版社，2018.

[23] 梁秉文，黄胜炎，叶祖光.新型药物制剂处方与工艺[M] 北京：化学工业出版社，2008.

[24] 闫子生，单述.肝病人生活宜忌与饮食调治[M].哈尔滨：哈尔滨出版社[M]，2007.

[25] 杨毅玲.药膳食疗3000例[M].北京：化学工业出版社，2010.

[26] 何席英.脂肪肝食谱[M].西安：西安世界图书出版公司，2004.

[27] 杜慧真，赵飞.肝脏疾病患者宜吃食物[M].北京：金盾出版社，2012.

[28] 轩宇鹏.肝病百科大全[M].西安：陕西科学技术出版社，2010.

[29] 段晓猛.肝病防治与用餐[M].呼和浩特：内蒙古人民出版社，2018.

[30] 谢春生，杨柳竹.现代家庭滋补药膳[M].北京：科学技术文献出版社，1997.

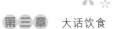
[31]　田建华，牛林敬.胃肠病防治调养第1范本[M].北京：人民军医出版
　　　社，2018.

[32]　张杰.胃肠病药膳良方[M].北京：人民卫生出版社，2002.

[33]　刘泽萱，谢英彪.家庭百病食疗[M].上海：上海科学技术出版社，
　　　2006.

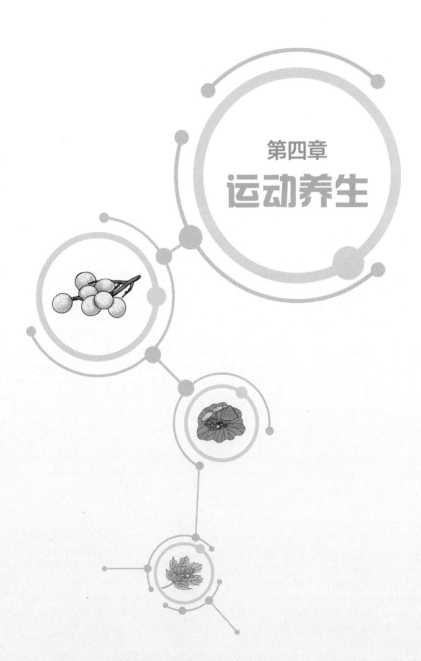

第四章

运动养生

第一节 肝病运动原则

《吕氏春秋》曰："流水不腐，户枢不蠹，动也。行气亦然，行不动则精不流，精不流则气郁。"动则身健，不动则体衰，强调了运动的重要性。《黄帝内经》曰："肝者，罢极之本"，在中医基础理论中，肝主疏泄，主藏血，可调节情志活动，调畅人体气机，促进气血水的运化。同时，肝在体合筋，能够耐受疲劳，是人体发挥运动机能的根本。近年来，我国肝病的发病率不断上升。肝病患者除了日常的营养饮食外，还应加强体育锻炼，从而提高机体的免疫力，加快新陈代谢，促进肝脏的血液循环，改善肝功能。

一、不同肝病患者的运动原则

急性肝炎期、慢性肝炎活动期患者应以卧床休息为主，可在床上自我按摩，做腹式呼吸，以减少肝病后遗症的发生；恢复期可适当增加活动量，如散步、打太极拳等，但应以不感疲劳为度，以帮助机体的修复；代偿期（静止性）肝硬化患者，可进行有氧运动，每次20～30分钟为宜；失代偿期（活动性）肝硬化患者（或伴有腹水、出血、感染等），应卧床休息。可做适量康复运动，防止肌肉萎缩。肝硬化患者不管处于什么阶段，都不宜过度疲劳，严禁长时间剧烈运动；脂肪肝患者日常应加强锻炼，从而有利于肝细胞的修复，促进病情的好转。

二、肝病患者运动的益处

1. 修复细胞，增强免疫力

运动有利于机体的血液循环，增加肝细胞内肝糖原蓄积，促进肝内物质代谢，增加肝脏血流量，促进肝细胞修复和再生。改善大脑皮层和自主神经系统对肝脏的调节功能，增强全身的抵抗力和免疫能力。随着机体免疫力的增强，对病毒的抑制作用也增强。运动还可以调节心血管功能，对乙肝患者恢复期的康复有较大的帮助。

2. 调节情绪 增加信心

很多肝炎患者担心自己会将疾病传染给他人，从而心情忧虑，不能悦纳自己。肝脏内分布着丰富的交感神经，气恼忧愁会导致肝细胞缺血，影响肝细胞的修复和再生。运动会使大脑释放自然合成的镇静剂－内啡肽，使患者乐观豁达、情绪振奋，运动还可以提高肝炎患者中枢神经系统的张力，减轻神经官能性症状，如神经过敏、失眠或情绪低落等，消除因过分静养而带来的肝病症状，减轻精神压力。

3. 改善食欲，促进健康

恢复期肝病患者只要肝功能正常且稳定，无明显不适，就可以进行适量运动。运动有助于活跃腹腔血液，减轻肝脏瘀血，增进食欲，改善消化和吸收功能等，促进肝病患者的康复。

三、肝病患者运动的注意事项

1. 掌握合理的运动时间

按照正常的生物钟，人体在上午6～9时不适合剧烈运动。植物夜间没有光合作用，不会产生新鲜空气，这时运动弊多利少。据有关专家论证，人体在上午10点及下午4点钟之后的两个小时里，血液循环、器官功能都达到最活跃状态，此时运动效果最佳。据研究调查，一天内，人体血小板的含量有一定的变化规律，下午和傍晚的血小板量要比早晨低20%左右，血液黏度降低6%，早上运动容易造成血液循环不畅，下午风险降低。人类的体力发挥和身体的适应能力，均以下午或接近黄昏时分最佳。傍晚时分，人的味觉、视觉、听觉最为敏感，全身协调能力最强，心律与血压较为平稳，最适宜锻炼。天气不好时可进行适量的室内运动。

2. 保持适度的运动量

坚持运动也是恢复身体健康的重要因素，但肝病患者不宜选择剧烈的运动，如快跑、踢足球、打篮球等。因为剧烈运动时，全身各脏器的耗氧量会明显增加，这会给本身病态的肝脏带来更大的负担。对于肝病患者而言，应选择运动量小而缓和的方式，既不会增加肝脏负担，又可以保持全身各系统的正常运行，保持心情愉快。

3. 运动过程循序渐进

肝病患者在进行体育锻炼时要制定合理的计划，量力而行，循序渐进。初始运动量要小，时间不宜过长，每次20～30分钟，每周3～4次。运动时脉搏不超过100次/分。在可耐受的情况下逐渐增加，达到一定程度即适可而止，一般以不感觉疲劳为准。如果运动后出现疲劳感，应减少运动量，或选用更静的运动方式，以取得更好的锻炼效果。

运动方式的选择

一、现代体育运动

肝病患者现代体育运动推荐以有氧运动为主,有氧运动是指人体在氧气摄入充分的情况下进行的体育活动,此时氧气能分解体内的糖原,消耗脂肪,改善心肺功能,预防骨质疏松,调节心理和精神状态,常见的有氧运动有步行、慢跑、骑车、太极拳等。

首先,推荐最简单,最安全,最容易掌握的步行。研究表明,适当有效的步行可以明显降低血脂,预防肝炎后脂肪肝的形成。步行相对简单、方便,不受场地和时间的限制。起初也要循序渐进,待身体逐渐适应后,可以延长步行时间。

其次,调理心肺功能可以选择健身慢跑、放松操、放松功(仰卧、静息、放松、自然呼吸)或内养功(左侧卧位,腹式呼吸)等。练习时,注重动作的柔和及呼吸的均匀,呼吸不宜太深，否则容易引起肝区疼痛和头晕。

再次，增强柔韧灵敏度可以选择关节操、乒乓球，注重运动形式的多样化；增强身体协调性，可以选择韵律操、投篮、跳绳等。

运动强度评判可根据通过主观感觉和运动时有效心率（脉搏）客观评定。主观判断标准为轻度的呼吸气促、心悸等症状，并应在休息后5分钟内恢复。客观判断：即运动后应在最高心率（男性205–年龄，女性220–年龄）的60%～80%有效心率范围内。

二、传统体育运动

1. 八段锦

八段锦是我国民间广为流传的一种传统养生健身术，因其由八种不同动作组成而得名。它将形体活动与呼吸运动相结合，锻炼全身各个部位，起到了全面调养的功效。

（1）动作要领

八段锦有一口诀为：

> 双手托天理三焦，左右弯弓似射雕。
>
> 调理脾胃须单举，五劳七伤往后瞧。
>
> 摇头摆尾去心火。
>
> 双手攀足固肾腰，左顾右盼任耳瞧。
>
> 攒拳怒目增气力，背后七颠百病消。

1）双手托天理三焦

自然站立，两足平开，与肩同宽，含胸收腹，腰脊放松。正头平视，口齿轻闭，宁神调息，气沉丹田。双手自体侧缓缓举至头顶，转掌心向上，用力向上托举，足跟亦随双手的托举而起落。托举六次后，双手转掌心朝下，沿体前缓缓按至小腹，还原。

2）左右开弓似射雕

自然站立，左脚向左侧横开一步，身体下蹲成骑马步，双手虚握于两髋之外侧，随后自胸前向上划弧提于与乳平高处。右手向右拉至与右乳平高，与乳距约两拳许，意如拉紧弓弦，开弓如满月；左手捏箭诀，向左侧伸出，顺势转头向左，视线通过左手食指凝视远方，意如弓箭在手，等机而射。稍作停顿后，随即将身体上起，顺势将两手向下划弧收回胸前，并同时收回左腿，还原成自然站立。此为左式，右式反之。左右调换练习六次。

3）调理脾胃须单举

自然站立，左手缓缓自体侧上举至头，翻转掌心向上，并向左外方用力举托，同时右手下按附应。举按数次后，左手沿体前缓缓下落，还原至体侧。右手举按动作同左手，惟方向相反。

4）五劳七伤往后瞧

自然站立，双脚与肩同宽，双手自然下垂，宁神调息，气沉丹田。头部微微向左转动，两眼目视左后方，稍停顿后，缓缓转正，再缓缓转向右侧，目视右后方稍停顿，转正。如此六次。

5）摇头摆尾去心火

两足横开，双膝下蹲，成"骑马步"。上体正下，稍向前探，两目平视，双手反按在膝盖上，双肘外撑。以腰为轴，头脊要正，将躯干划弧摇转至左前方，左臂弯曲，右臂绷直，肘臂外撑，臀部向右下方撑劲，目视右足尖；稍停顿后，随即向相反方向，划弧摇至右前方。反复六次。

6）两手攀足固肾腰

松静站立，两足平开，与肩同宽。两臂平举自体侧缓缓抬起至头顶上方转掌心朝上，向上作托举劲。稍停顿，两腿绷直，以腰为轴，身体前俯，双手顺势攀足，稍作停顿，将身体缓缓直起，双手右势起于头顶之上，两臂伸直，掌心向前，再自身体两

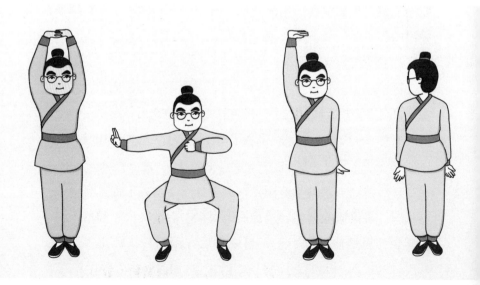

侧缓缓下落于体侧。

7）攒拳怒目增力气

两足横开，两膝下蹲，呈"骑马步"。双手握拳，拳眼向下。顺势头稍向左转，两眼通过左拳凝视远方，右拳同时后拉。与左拳出击形成一种争力。随后，收回左拳，击出右拳，要领同前。反复六次。

8）背后七颠百病消

两足并拢，两腿直立、身体放松，两手臂自然下垂，手指并拢，掌指向前。随后双手平掌下按，顺势将两脚跟向上提起，稍作停顿，将两脚跟下落着地。反复练习六次。

八段锦采用逆腹式呼吸，同时配合提肛呼吸。即在吸气时提

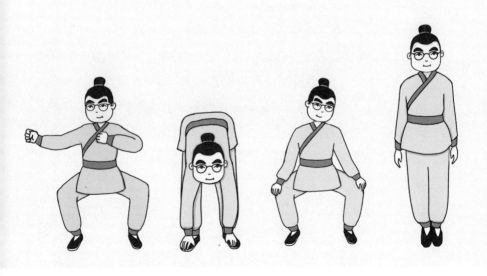

肛、收腹、膈肌上升，呼气时隔肌下降、松腹、松肛。搭配动作时，起吸落呼，开吸合呼，蓄吸发呼，在每一段主体动作松紧与动静变化的交替处采用闭气。呼吸的方法因人而异，灵活运用，不可生搬硬套。

（2）练习八段锦的益处

传统医学认为，八段锦能柔筋健骨、养气壮力，具有行气活血、协调五脏六腑之功能。现代研究也已证实，八段锦对神经系统、心血管系统、消化系统、呼吸系统及运动器官都有良好的调节作用。

2. 太极拳

太极拳是我国特有的武术之一，它是综合了历代各家拳法，古代的导引术和吐纳术，吸取了古典哲学和传统的中医理论形成的一种内外兼练、柔和、缓慢、轻灵的拳术。"太极"一词源自《周易·系辞》，意为至高、至极、绝对、唯一。太极拳中正安舒、轻灵圆活、松柔慢匀、开合有序、刚柔相济，动如"行云流水，连绵不断"。这种运动既自然又高雅，在高级的享受中，使疾病消失，身心健康，对慢性病有辅助治疗的作用。据报道，慢性肝炎恢复期和早期肝硬化代偿期的患者，练习太极拳，能改善肝功能，加速病体康复。

（1）动作要领

静心用意，呼吸自然。思想安静集中，专心引导动作，呼吸平稳，深匀自然，不可勉强憋气；中正安舒，柔和缓慢。身体保持舒松自然，不偏不倚，动作如行云流水，轻柔匀缓；动作弧形，圆活完整。动作呈弧形式螺旋形，转换圆活不滞，同时以腰作轴，上下相随，周身组成一个整体；连贯协调，虚实分明。动作要连绵不断，衔接和顺，处处分清虚实，重心保持稳定；轻灵沉着，刚柔相济。过程中要轻灵沉着，不浮不僵，外柔内刚，发劲要完整，富有弹性，不可使用拙力。总之，练习太极拳，应遵循思想集中，呼吸调匀，动作缓慢，连贯均匀，圆滑自然的原则。

（2）太极拳的益处

太极拳动作缓慢，过程中呼吸深长，是较好的有氧运动，能加速血液循环，增强内脏功能，对慢性病的调养颇有疗效。同

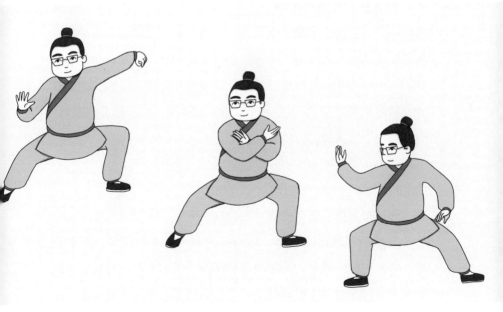

时，太极拳强调中气、动静兼修，自始至终保持气沉丹田，心无旁骛。久而久之，中气盈溢，行于手臂，达于周身，节节惯穿，百脉畅通。太极拳讲究心静，用意，即用意识支配肢体，进行缓慢的活动，既可调节人体情绪，又可增强大脑中枢神经功能，保持精神饱满，增强记忆力。太极拳始终为持续不断的弧形动作，全身肌肉群和肌纤维共同参与其中，太极拳的动作讲究匀、慢、圆柔，手脚相随，连绵运动，可使人体骨髓、肌群、关节、血管、韧带组织得到有节奏的舒展，从而使身体匀称，关节灵活，身材健美。

3. 五禽戏

五禽戏，是通过模仿虎、鹿、熊、猿、鸟（鹤）五种动物的形态，做到动中求静、刚柔相济、内外兼练，以保健强身的一种气功功法。五禽戏是中国古代名医华佗所创，故又称华佗五禽戏。其中每一戏都有特定的功效，动作要仿效虎之威猛、鹿之安舒、熊之沉稳、猿之灵巧、鸟（鹤）之轻捷，力求蕴含"五禽"的神韵，形神兼备，内外合一。

（1）动作要领

1）虎戏

脚后跟靠拢成立正姿势，两臂自然下垂，两眼平视前方。

左式：两腿屈膝下蹲，重心移至右腿，左脚虚步，脚掌点地、靠于右脚内踝处，同时两掌握拳提至腰两侧，拳心向上，眼看左前方。左脚向左前方斜进一步，右脚随之跟进半步，重心坐

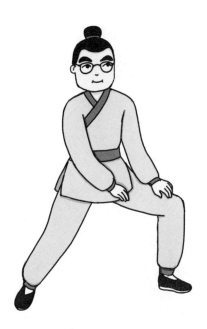

于右腿，左脚掌虚步点地，同时两拳沿胸部上抬，拳心向后，抬至口前两拳相对翻转变掌向前按出，高与胸齐，掌心向前，两掌虎口相对，眼看左手。

右式：左脚向前迈出半步，右脚随之跟至左脚内踝处，重心坐于左腿，右脚掌虚步点地，两腿屈膝，同时两掌变拳撤至腰两侧，拳心向上，眼看右前方。与左式同，唯左右相反。如此反复左右虎扑，次数不限。

2）鹿戏

身体自然直立，两臂自然下垂，两眼平视前方。

左式：右腿屈膝，身体后坐，左腿前伸，左膝微屈，左脚虚踏；左手前伸，左臂微屈，左手掌心向右，右手置于左肘内

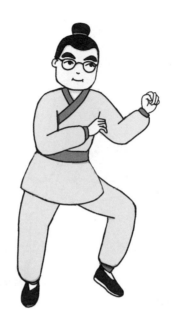

侧，右手掌心向左。两臂在身前同时逆时针方向旋转，左手绕环较右手大些，同时要注意腰胯、尾骶部的逆时针方向旋转，逐渐过渡到以腰胯、尾骶部的旋转带动两臂的旋转。

右式：动作与左式相同，唯方向左右相反，绕环旋转方向亦有顺逆不同。

3）熊戏

身体自然站立，两脚平行分开与肩同宽，双臂自然下垂，两眼平视前方。先右腿屈膝，身体微向右转，同时右肩向前下晃动、右臂亦随之下沉，左肩则向外舒展，左臂微屈上提。然后左腿屈膝，其余动作与上述左右相反。如此反复晃动，次数不限。

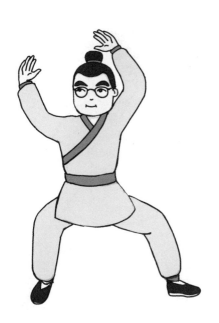

4）猿戏

脚跟靠拢成立正姿势，两臂自然下垂，两眼平视前方。

左式：两腿屈膝，左脚向前轻灵迈出，同时左手沿胸前至口平处向前如取物样探出，将达终点时，手掌撮拢成钩手，手腕自然下垂。右脚向前轻灵迈出，左脚随至右脚内踝处，脚掌虚步点地，同时右手沿胸前至口平处时向前如取物样探出，将达终点时，手掌撮拢成钩手，左手同时收至左肋下。左脚向后退步，右脚随之退至左脚内踝处，脚掌虚步点地，同时左手沿胸前至口平处向前如取物样探出，最终成为钩手，右手同时收回至右肋下。

右式：动作与左式相同，唯左右相反。

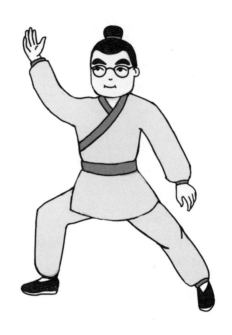

5）鸟戏

两脚平行站立，两臂自然下垂，两眼平视前方。

左式：左脚向前迈进一步，右脚随之跟进半步，脚尖虚点地，同时两臂慢慢从身前抬起，掌心向上，与肩平时两臂向左右侧方举起，随之深吸气。右脚前进与左脚相并，两臂自侧方下落，掌心向下，同时下蹲，两臂在膝下相交，掌心向上，随之深呼气。

右式：同左式，唯左右相反。

练习时要做到全身放松，松中有紧，柔中有刚，动作柔和连贯；意守丹田，排除杂念，腹式呼吸，做到胸虚腹实；动作象形，将动物的神态表现出来。

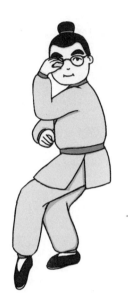

（2）五禽戏的益处

五禽戏因模仿动物的形态，既能使练习者感受趣味、提高情绪的稳定性、减轻心理压力，也能起到畅通经络、调和气血、活动筋骨、滑利关节的作用。

4.易筋经

易筋经是锻炼筋肉以保健强身的导引方法。共计十二势，其预备式为：两腿开立、头端平、目前视、口微闭、调呼吸。要含胸、直腰、蓄腹、松肩、全身自然放松。

（1）动作要领

1）韦驮献杵第一式

自然呼吸，两腿挺膝，两足跟内侧相抵，脚尖外撇，成立正姿势，躯干正直，头顶之百会穴与裆下的长强穴要成一条直线。两掌自然下垂于体侧，目平视，定心凝神。然后双手向前分抬合十，停于胸前膻中穴外，式定后约静立1分钟。

2）韦驮献杵第二式

接上式，自然呼吸，两掌从胸前向体侧平开，手心朝上，成双臂一字状。同时两足后跟翘起，脚尖着地，两目瞪睛平视，心平气和。式定约静立半分钟。

3）韦驮献杵第三式

接上式，逆呼吸，两掌分别上抬，至双臂成U字状时，双肘微弯，掌心朝上，尽力上托；同时咬齿，舌抵上腭，气布胸际。式定后约静止半分钟。

4）摘星换斗式

接上式，逆呼吸单吸不呼法，两脚后跟落地，全脚掌着地。左掌回收于背后，掌心朝下，尽力下按；同时扭项，目视右掌。式定后要气布胸际，深长鼻吸自由。左右手势互换，右掌下落于背后，掌心朝下，尽力下按，同时左掌自体后擎天而起，扭颈，目视左掌。式定后用逆呼吸单吸不呼法，约静立半分钟。

5）倒拽九牛尾式

接上式，逆呼吸，右脚跨前一步，成右弓步，同时右掌从体后向体前变握拳，翻腕上抬，拳心朝上停于面前。左掌顺式变拳，拳心朝上停于体后，两肘皆微屈；力在双膀，目视右拳。式定后约静立半分钟。左右手腿势互换，左腿蹬力，身体随之前移，重心落于右腿，继左脚提起跨前一步，成左弓步，同时左拳从体后向体前翻抬，右拳从面前向体后翻落，成左式；式定后约静立半分钟。

6）击爪亮翅式

接」式，逆呼吸，左腿蹬力，提左脚落于右脚内侧成立正姿势；同时双拳回收于腰际，拳心朝上，继而鼻吸气，挺身，怒目，双拳变立掌，向体前推出，掌心朝前，掌根尽力外挺；然鼻呼气，双掌再变握拳，从原路回收于腰际，拳心向上；再鼻吸气，双拳变五掌前推，如此反复七次；意在天门。

7）九鬼拔马刀式

接上式，顺呼吸，右拳变掌从腰际外分上抬，至大臂与耳平行时，拔肩，屈肘，弯腰，扭项，右掌心朝内停于左面侧前，如抱头状；同时左拳变掌，回背于体后，尽力上抬。式定后约静立半分钟。左右手势互换，左臂伸直，左掌从体后向体侧上抬，同时右臂伸直，右掌顺式从头后经体侧下落，成左式，式定后约静立半分钟。

8）三盘落地式

接上式，自然呼吸，左足外开成马步，同时左掌下落，右掌从体后往体前上抬，至两掌心朝上于胸前相遇时，继外分，双肘微屈，掌心朝下按力于双膝之前外侧。式定后舌抵上腭，瞪睛，注意牙齿，约静蹲半至1分钟。然后双腿起立，两掌翻为掌心朝上，向上托抬如有重物；至高与胸平时，再翻为掌心朝下，变马步，再成"8"字式。凡三起三落，共蹲桩静立1分半钟至3分钟。

9）青龙探爪式

接上式，顺呼吸，两目平视，左足回收于右足内侧，成立正姿势；鼻呼，左掌自胸前变拳，顺式回收于腰际，右掌自胸前变爪，五指微屈，力周肩背，向体左伸探。左右手势互换，鼻吸，俯身，腰前屈，右爪从左至右经膝前围回；鼻呼，直身，变握拳停于腰际，同时左拳变爪，从腰际向体右伸探。右、式姿势反复作三遍。

10）卧虎扑食式

接上式，逆呼吸，两目平前视，上式结式为双拳停于腰际。右脚向前迈一大步。左脚跟掀起，脚尖着地，成右弓步；同时俯身、拔脊、塌腰、昂头，两臂于体前垂直，两掌十指撑地，意在指尖。式定后约静立半分钟。身体起立，左足向前跨一大步，成左弓步，作卧虎扑食左式，凡动作相反，为左右互换，式定后约静立半分钟。

11）打躬式

接上式，顺呼吸，上右足平行于左足内侧，距离约与肩宽；然后变为弓腰，垂脊，挺膝。头部探于胯下，同时两肘用力，两掌心掩塞两耳两掌夹抱后脑，意在双肘尖。式定后随意停留片刻。

12）掉尾式

接上式，顺呼吸，挺膝，十趾尖着地，两手下落，微屈，两掌相附，手心拒地；同时瞪目视鼻准，昂头，塌腰垂脊，凝神益志，意存丹田。式定后脚跟落地，再掀起，3次后即伸膀挺肘1

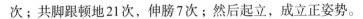

次；共脚跟顿地21次，伸膀7次；然后起立，成立正姿势。

（2）易筋经的益处

易筋经以脊柱为轴，整体调节，通过对脊柱的拉伸旋转，刺激疏通任、督二脉，起到锻炼全身的效果，同时也可强化脏腑功能，使练习者身心和谐。

5. 六字诀

六字诀是一种通过做出嘘、呵、呼、呬、吹、嘻6个字的不同发音口型，使用唇齿喉舌之力来牵动脏腑经络气血运行的吐纳导引功法。其歌诀为：

春嘘明目夏呵心，秋呬冬吹肺肾宁。

四季常呼脾化食，三焦嘻出热难停。

发宜常梳气宜敛，齿宜数叩津宜咽。

子欲不死修昆仑，双手摩擦常在面。

（1）动作要领

预备时，两足开立，与肩同宽，头正颈直，含胸拔背，松腰松胯，双膝微屈，全身放松。顺腹式呼吸，先呼后吸，呼所时读字，同时提肛缩肾，体重移至足跟。每个字读6遍后，调息一次，以稍事休息，恢复自然。

1）嘘——平肝气

嘘，读（xū）。口型为两唇微合，有横绷之力，舌尖向前并向内微缩，上下齿有微缝。呼气念嘘字，足大趾轻轻点地，两手自小腹前缓缓抬起，手背相对，经胁肋至与肩平，两臂如鸟张翼向上、向左右分开，手心斜向上。两眼反观内照，随呼气之势尽力瞪圆。屈臂两手经面前、胸腹前缓缓下落，垂于体侧。再做第二次吐字。如此动作6次为一遍，作一次调息。可治目疾、肝大、胸胁胀闷、食欲不振、两目干涩、头目眩晕等症。

2）呵——补心气

呵，读（kē）。口型为半张，舌顶下齿，舌面下压。呼气念呵字，足大趾轻轻点地；两手掌心向里由小腹前抬起，经体前到至胸部两乳中间位置向外翻掌，上托至眼部。呼气尽吸气时，翻转手心向面，经面前、胸腹缓缓下落，垂于体侧，再行第二次吐字。如此动作6次为一遍，作一次调息。可治心悸、心绞痛、失眠、健忘、盗汗、口舌糜烂、舌强语言塞等心经疾患。

3）呼——培脾气

呼，读（hū）。口型为撮口如管状，舌向上微卷，用力前伸。呼字时，足大趾轻轻点地，两手自小腹前抬起，手心朝上，至脐部，左手外旋上托至头顶，同时右手内旋下按至小腹前。呼气尽吸气时，左臂内旋变为掌心向里，从面前下落，同时右臂回旋掌心向里上穿，两手在胸前交叉，左手在外，右手在里，两手内旋下按至腹前，自然垂于体侧。再以同样要领，右手上托，左手下按，作第二次吐字。如此交替共做六次为一遍，做一次调息。可治腹胀、腹泻、四肢疲乏，食欲不振，肌肉萎缩、皮肤水肿等脾经疾患。

4）呬——补肺气

呬，读（xià）。口型为开唇叩齿，舌微顶下齿后。呼气念呬字，两手从小腹前抬起，逐渐转掌心向上，至两乳平，两臂外旋，翻转手心向外成立掌，指尖对喉，然后左右展臂宽胸推掌如鸟张翼。呼气尽，随吸气之势两臂自然下落垂于体侧，重复6次，调息。可治咳、喘、咯血、咽喉痛等肺经疾患。

5）吹——补肾气

吹，读（chuī）。口型为撮口，唇出音。呼气读吹字，足五趾抓地，足心空起，两臂自体侧提起，绕长强、肾俞向前划弧并经体前抬至锁骨平，两臂撑圆如抱球，两手指尖相对。身体下蹲，两臂随之下落，呼气尽时两手落于膝盖上部。随吸气之势慢慢站起，两臂自然下落垂于身体两侧。共做六次，调息。可治腰膝酸软、盗汗遗精、阳痿、早泄、子宫虚寒等肾经疾患。

6）嘻——理三焦

嘻，读（xī）。口型为两唇微启，舌稍后缩，舌尖向下。有喜笑自得之貌。

呼气念嘻字，足四、五趾点地。两手自体侧抬起如捧物状，过腹至两乳平，两臂外旋翻转手心向外，并向头部托举，两手心转向上，指尖相对。吸气时五指分开，由头部循身体两侧缓缓落下并以意引气至足四趾端。重复六次，调息。可治由三焦不畅而引起的眩晕、耳鸣、喉痛、胸腹胀闷、小便不利等疾患。

预备时，两足开立，与肩同宽，头正颈直，含胸拔背，松腰松胯，双膝微屈，全身放松；顺腹式呼吸，先呼后吸，呼所时读字，同时提肛缩肾，体重移至足跟；每个字读六遍后，调息一次，以稍事休息，恢复自然。

（2）六字诀的益处

六字诀可以强化人体内部的组织功能，充分调动脏腑的内在潜力来抵抗疾病的侵袭，防止早衰。

6. 传统体育运动的基本原则

（1）松静自然

这是确保运动取得效果的重要法则，也是防止过程中出现偏差的重要保障。身心放松，一方面有利于机体气血的循环，减少能量消耗，另一方面有利于降低机体的兴奋程度，减少内、外环境对大脑皮质的干扰，加速进入自我调整。

（2）动静相兼

在练习中要做到动与静的有机结合。动可以疏通经络、调和气血、润滑关节、强壮肢体，静可以平衡阴阳、调整脏腑和安定情绪。只有两者结合，发挥其长处，才能达到事半功倍的效果，使身体强健，体质增强。

（3）循序渐进

要根据个人身体的情况逐渐增加运动强度和习练时间，不能超越自身体能的极限，持之以恒，长期锻炼，从而提高机体预防和抗御各种疾病的能力。

主要参考文献

[1] 鞍山市科学技术协会.养生科学指导[M].沈阳：辽宁科学技术出版社，2011.

[2] 许建阳，郝晋东，文娜.中医养生：漫话中医养生[M].北京：中国科学技术出版社，2018.

[3] 陈英军.民族传统体育与健身[M].杭州：浙江大学出版社，2018.

[4] 言生，李雨.历代养生泰斗谈养生[M].北京：西苑出版社，2018.

[5] 齐凤军，高扬.导引按摩养练精气神[M].武汉：湖北科学技术出版社，2015.

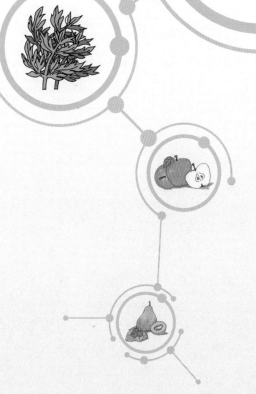

第五章

自我调养

当今社会人们越来越重视和接受自然疗法，在中医基础理论指导下的中医外治法，如推拿、拔罐、耳穴、足部按摩等，一方面使人们免受药物不良反应的影响，另一方面又使机体阴阳平衡、脏腑功能协调，起到保健作用。

一、肝病与经络

1. 经络概述

经络是经脉和络脉的统称。"经"，径也，存在于机体内部，贯穿上下，沟通内外；"络"有网络的意思，指由"经"分出的小分支，存在于机体的表面，纵横交错，遍布全身。

《灵枢·脉度》里说："经脉为里，支而横者为络，络之别者为孙。"这是将脉按大小、深浅的差异分为"经脉""络脉"和"孙脉"。经络系统主要包括：十二经脉、十二经别、奇经八脉、十五络脉、十二经筋、十二皮部等。其中十二经脉是经络系统的主干，"内属于府藏，外络于支节"，将气血输布到人体的五脏六腑、四肢百骸，其他部分都是对十二经脉的联络补充和综合调节。它们纵横交贯，遍布全身，将人体联系成一个有机的整体。

　　十二经脉在体表对称的分布于头面、四肢和躯干。根据巡行部位的不同，分为手经和足经；根据分布的内外侧，分为阴经和阳经；根据阴阳之气的盛衰，分为三阴经（太阴、少阴、厥阴）和三阳经（阳明、太阳、少阳）。再结合脏腑的阴阳属性将十二经脉与脏腑相互配属，即形成：手太阴肺经、手厥阴心包经、手少阴心经、手阳明大肠经、手太阳小肠经、手少阳三焦经、足太阴脾经、足厥阴肝经、足少阴肾经、足阳明胃经、足太阳膀胱经、足少阳胆经。

　　经络系统密切联系着周身的组织和器官，使人体气血得以运行从而濡养全身，维持机体正常的功能。

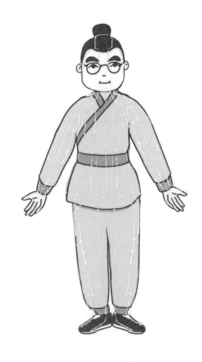

2. 从经络论治肝病

经络除了可以作为气血运行的通路，在病理状态下，也能成为病邪传变的途径。正如《素问·缪刺论》所说："夫邪之客于行也，必先舍于皮毛，留而不去，入舍于孙脉，留而不去，入舍于络脉，留而不去，入舍于经脉，内连五脏，散于胃肠。"说明病邪可以通过经络而影响脏腑。

另外当机体内部出现问题的时候，脏腑的病变也可通过经络反映到体表，"有诸内者，必行诸外"。某一脏器发生病变，在该脏器经脉巡行的部位就会出现一些特殊的变化，如体表颜色的改变，出现小结节或者压痛感、酸胀感等。通过观察体表出现的特殊变化，也可以反过来推测该经脉对应的脏器可能出现的问题，从而及时有效干预，防止疾病的进展。

临床上，肝病患者常出现乏力困倦、两胁胀痛、情绪急躁、口干口苦、腹胀纳差、皮肤瘙痒、小便发黄等症状，这可以用经络理论来解释。肝经循行于身体两侧的胁肋部位，当肝脏出现病变时，肝经的气血运行不畅，气机瘀滞，"不通则痛"，故两胁胀痛；中医基础理论认为"肝为刚脏，体阴而用阳"，肝主疏泄，调畅气机，在志为怒，所以当肝失疏泄时易出现烦躁易怒的症状；肝可促进脾胃的运化，当肝脏病变时，肝气横逆犯胃，致脾胃运化失常，故可见腹胀纳差；脾胃乃后天之本，气血生化之源，脾胃功能受损，气血生化乏源，人易疲乏困倦；肝经和胆经互为表里，肝经病变可以影响到胆经，胆汁疏泄失常，泛滥肌肤，可见身目发黄、皮肤瘙痒；下溢膀胱，则小便发黄。

3. 经络理论指导下的肝病自我调养

经络巡行处布满了腧穴，它们具有不同的保健效果。腧穴的"腧"与"输"字义通，有输注的意思；"穴"即孔、隙。腧穴是人体脏腑经络气血输注出入的特殊部位。《黄帝内经》称之为"节""会""气穴""气府"等。

腧穴并不是孤立存在的，它与深部组织器官联系紧密，相互输通。从内向外，反应病痛；从外致内，接受刺激，防治疾病。因此，腧穴既是疾病的反应点，也是治疗的刺激点。

肝病患者的治疗，可以选取肝胆经上的穴位进行按摩、艾灸、拔罐等，通过穴位刺激调整脏腑功能、调和气血、恢复阴阳平衡从而达到防病治病、保健强身的功效。以下是肝病保健中的常用穴位（表1）。

表1　肝病保健常用穴位

腧　穴	定　　　位
行　间	足背，当第1、2趾间趾蹼缘上方纹头处
太　冲	足背，第1、2跖骨结合部之前凹陷中
章　门	第11肋游离端下际
期　门	乳头直下，第6肋间隙，前正中线旁开4寸
阳陵泉	腓骨小头前下方凹陷中
太　白	第1跖骨小头后缘，赤白肉际凹陷处

（续表）

输　穴	定　　位
公　孙	当第1跖骨基底部的前下方，赤白肉际处
三阴交	内踝尖上3寸，胫骨内侧面后缘
阴陵泉	胫骨内侧髁下方凹陷处
天　枢	脐中旁开2寸
足三里	犊鼻穴下3寸，胫骨前嵴外1横指处
上巨虚	在犊鼻穴下6寸，足三里穴下3寸
下巨虚	上巨虚穴下3寸
丰　隆	外踝尖上8寸，条口穴外1寸，胫骨前嵴外2横指处
合　谷	在手背，第1、2掌骨间，当第2掌骨桡侧的中点处
睛　明	目内眦角稍内上方凹陷处
肺　俞	第3胸椎棘突下，旁开1.5寸
心　俞	第5胸椎棘突下，旁开1.5寸
肝　俞	第9胸椎棘突下，旁开1.5寸
胆　俞	第10胸椎棘突下，旁开1.5寸
脾　俞	第11胸椎棘突下，旁开1.5寸
胃　俞	第12胸椎棘突下，旁开1.5寸
肾　俞	第2腰椎棘突下，旁开1.5寸
大肠俞	第4腰椎棘突下，旁开1.5寸
小肠俞	第1骶椎棘突下旁开1.5寸，约平第1骶后孔

（续表）

输　穴	定　　位
委　中	腘横纹中点，当股二头肌腱与半腱肌肌腱的中间
内　关	腕横纹上2寸，掌长肌腱与桡侧腕屈肌腱之间
涌　泉	足趾跖屈时，约当足底（去趾）前1/3凹陷处
太　溪	内踝高点与跟腱后缘连线的中点凹陷处
神　门	腕横纹尺侧端，尺侧腕屈肌腱的桡侧凹陷处
命　门	后正中线上，第2腰椎棘突下凹陷中
至　阳	后正中线上，第7胸椎棘突下凹陷中
百　会	后发际正中直上7寸，或当头部正中线与两耳尖连线的交点处
关　元	前正中线上，脐下3寸
下　脘	前正中线上，脐上2寸
中　脘	前正中线上，脐上4寸，或脐与胸剑联合连线的中点处
上　脘	前正中线上，脐上5寸
膻　中	前正中线上，平第4肋间隙，或两乳头连线与前正中线的交点处
四神聪	在头顶部，当百会前后左右各1寸，共4穴
太　阳	在颞部，当眉梢与目外眦之间，向后约1横指的凹陷处
胆　囊	在小腿外侧上部，当腓骨小头前下方凹陷处（阳陵泉）直下2寸

二、推拿疗法

《黄帝内经》有云："病诸于内，必行于外。"当机体内部发生病变时，体表也会有一定的改变，当身体局部出现疼痛、结节时，适当的推拿按摩，有利于症状的缓解。

1.常用推拿手法

（1）摩法

以掌面或指面附着于穴位表面，以腕关节连同前臂做顺时针或逆时针环形有节律的摩动。摩法包括指摩法、掌摩法、掌根摩法。在运用摩法时，要求肘关节自然屈曲、腕部放松，指掌自然伸直，动作要缓和而协调。频率为每分钟100～120次。本法刺激轻柔缓和，是胸腹、胁肋部常用的手法。若经常用摩法抚摩腹部及胁肋，可使人气机通畅，起到宽胸理气、健脾和胃的作用。

（2）擦法

指以手掌掌面、指面、小鱼际或大鱼际为着力面，在治疗部位做直线往返移动摩擦的手法。擦法可分为指擦、掌擦、小鱼际擦和大鱼际擦法。动作幅度要大，使推擦距离尽量拉长。在操作过程中，着力面要始终与受术部位的皮肤紧贴，用力均匀、适中，不可重力按压。本功法能益气养血、活血通络、祛风除湿、温经散寒，具有良好的保健作用。

（3）揉法

用手指螺纹面或掌面吸定于穴位上，作轻而缓和的回旋揉动。揉法又分为：指揉法、鱼际揉法、掌揉法等。揉法是保健推拿的常用手法之一，操作时整个动作贵在柔和，揉转的动作要由小到大，用力应先轻后者。揉法具有宽胸理气、消积导滞、活血化瘀、消肿止痛的作用，适用于全身各处。

（4）按法

是以拇指或掌根等部在一定的部位或穴位上逐渐向下用力按压，按而留之，不可呆板。按法又分指按法、掌按法、屈肘按法等。按法操作时着力部位要紧贴体表，按压方向应与治疗面相垂直，不可移动，用力要由轻而重，不可用暴力猛然按压。这是一种诱导手法，适用于全身各部位。按法常与揉法结合应用，组成按揉复合手法，即在按压力量达到一定深度时，再作小幅度的缓缓揉动，使手法刚中兼柔，既有力又柔和。

（5）点法

以指峰或示、中指近侧指间关节突起部或肘尖部着力，用重力按压人体深层组织的手法。按其着力部位不同，可分为拇指点法、中指点法、指节点法和肘点法。本法点压的方向宜与受术部位相垂直，以使手法力传递到位，用力要由轻到重，刺激由浅入深，再由深而浅，反复操作，使压力充分向下传递至组织深部。本法具有开通闭塞、活血止痛、调整脏腑功能等作用，常用于治疗脘腹挛痛、腰腿疼痛等病症。

（6）拿法

用拇指与示、中二指或其余四指，或全掌缓缓地对称用力，将治疗部位夹持、提起，并同时捻搓揉捏的手法。分为二指拿法、三指拿法、五指拿法等。本法的作用部位主要是人体深层的肌腱、韧带、肌束等条索状组织，提拿时不能仅夹持表皮，更不能用指甲着力抠掐治疗部位，以免引起疼痛等不适感，拿后常继以揉摩，以缓和刺激。本法各动作环节要协调，腕部要放松，动作柔和灵活并富有节律。

（7）刮法

用手指或刮痧板，蘸上液体介质，在一定的穴位和治疗部位上，做单方向的直线快速推擦，以使局部皮肤出现紫红色痧斑、痧点的手法。本法操作时，着力部位或刮痧板边缘应紧贴皮肤，压力均匀，轻重适宜。刮法频率宜快，根据穴位和治疗部位的不同，应有一定的方向性，操作时应沿直线移动。刮痧后局部皮肤出现紫红色痧斑、痧点称之为出痧，一般3～7天后可自行消退。重复治疗时，应待局部退痧后，方可进行。

（8）拍法

用虚掌怕打体表的一种手法。本法的拍击动作要平稳而有节奏，要使整个手掌边缘同时接触体表，受术者感觉刺激量深透而无局部皮肤的刺痛感。轻拍以皮肤轻度发红、发热为度，拍动的频率较快；中、重度拍法操作稳定，一般不超过10次。

（9）推法

用指、掌、拳或肘部着力，紧贴体表，以适当的压力，做单方向的直线推压移动。此法即包括指推、掌推、拳推和肘推。推法为单向直线操作，着力部位宜紧贴体表，压力均匀适中，推进移动宜缓慢，指推移动距离宜短，掌推、拳推和肘推距离宜长。

2. 肝病常见病症的推拿方法

（1）胁痛

① 双上肢前平举，掌心相对，在同一平面逐渐将上肢移至体侧，即做扩胸运动，重复15～20次。

② 用五指指腹自外向内，由上而下，轻叩前胸、侧胸，重复20～30次。

③ 五指自然分开，顺着肋骨走向沿肋间隙从两侧推至前正中线，复20～30次。

④ 按揉期门、章门、阳陵泉、太冲穴，重复5～8次。

（2）失眠

方法一

① 拿五经：将一手平放于头顶，使中指位于前发际头部正中的督脉线上，余四指自然张开，则示指和无名指位于膀胱经线上，拇指与小指位于胆经线上。然后五指缓缓用力按压，轻轻揉动，再向中间收起。重复5～8次。

② 扫散法：用拇指桡侧部或其余四指指端快速地来回推抹头颞部。自太阳穴沿头颞部（头维穴）、向脑后（胆经巡行部位）推至颈部两侧后发际处（风池穴）。重复10～15次。

③ 依次点按百会穴、四神聪穴、太阳穴，重复5～10次。

④ 五指自然并拢，从前往后轻叩头顶皮肤，重复10～15次；然后五指散开，自前向后推抹头部皮肤，似梳头状，重复10～15次。

方法二

① 轻轻闭上双眼，用拇指指腹自右眼眉梢（瞳子髎穴）向内轻推至眉头（攒竹穴），然后越过鼻梁根部向下至左眼眶下缘，向外到左眼眉梢，再由此处向内轻推回至起点处。整个过程呈横"8"字形，如此重复10～15次。

② 轻轻点按睛明穴，重复5～10次。

③ 用拇指和食指捏住两耳顶点（耳尖），轻轻按揉，然后向上提，两指再沿着外耳轮缓慢向下按揉至耳垂处，向下轻拉。反复5～10次。

④ 顺时针依次点按头顶四神聪穴，重复5～10次。

（3）腹胀、腹泻、便秘

① 将一手至于腹部，以肚脐（神阙穴）为圆心，顺时针摩腹10周，继而逆时针转10周，重复15～20次。

② 沿正中线自上依次经上脘、中脘、下脘穴轻推至神阙穴。

③ 点按足三里、丰隆、三阴交、太白、合谷穴，每穴重复5～10次。

④ 顺着经脉走向由上而下自足三里缓慢推至解溪穴，力度适中，重复5～10次。

（4）乏力

① 双手自上而下按揉腰部肌肉，动作缓慢，力度适中，由

轻渐重，慢慢向内渗透，重复15～20次。

②双手置于后腰部，上下来回移动摩擦，重复50～100次，以腰部缓缓觉热为度。

③依次按揉腰眼、足三里、委中、涌泉穴，每穴重复5～8次。

三、艾灸疗法

灸法是指将艾绒或其他药物放置在体表的特定穴位或病变部位上熏灼、温熨，借灸火的温热之力配合药物的作用，通过经络传导入体内，以温通气血，扶正祛邪。

灸法可分为艾灸法、药锭灸法、电热灸法等。艾灸法单纯用艾绒施灸；药锭灸用芳香类药物(如麝香、冰片等)和易燃药物(硫黄等)混合研末，制成锭剂施灸；电热灸法采用特殊的电灸器施灸。现代临床医疗实践多采用艾灸法。

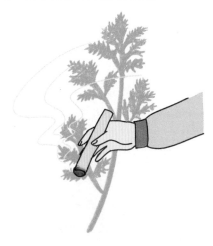

1. 灸法的作用

灸法利用温热刺激和药理学作用，通过体表的穴位激发经气，从而调整经络气机、脏腑功能以及机体的阴阳平衡。灸法的适应证广泛，急慢性疾病和寒热病症皆可治疗。灸法的作用，大致可以归纳为以下几个方面。

（1）温通经络，散寒祛湿

《素问·调经论》云："血气者，喜温而恶寒，寒则泣而不流，温则消而去之。"由于艾叶药性温热，加之点燃熏灸，可使热力深透肌层，温气行血。因此艾灸具有良好的温经通络、散寒除湿之功效，可应用于寒凝血滞、经络痹阻之症。

（2）行气活血，消瘀散结

正常情况下，气血在体内循序运行，如果受到外邪侵袭，局部气血凝滞，经络受阻，即可出现肿胀疼痛等症状和一系列功能障碍。所谓气见热则行，见寒则凝，气温则血滑，灸治一定的穴位，可以起到调和气血、疏通经络、消瘀散结的作用。

（3）温阳补虚，升阳固脱

《素问·厥论》有云："阳气衰于下，则为寒厥。"《伤寒论》指出："少阴病吐利，手足逆冷……脉不至者，灸少阴七壮。""下利，手足厥冷，烦躁，灸厥阴，无脉者，灸之。"艾叶的纯阳之性在火力的催动下可以起到扶阳固脱、回阳救逆、挽救危疾的作用。

（4）调和阴阳，改善功能

人体阴阳的失衡是疾病发展的根本原因，现代研究表明，灸法对人体各系统均有促进和调节作用：灸法可调节血液循环，治疗血沉过速；提高细胞免疫作用和促进免疫体的产生；调节血压，预防卒中；增强肺通气功能；调节胃肠运动，保护肝脏免受损伤等。

（5）预防疾病，强身益寿

人以阳气为本，得其所则体强而寿彰，失其所则体弱而寿夭。经常灸足三里、神阙、关元等穴，可以激发人体正气，增强抗邪能力，起到防病保健、延缓衰老、延年益寿的作用。

2. 灸法的操作方法

此处主要介绍艾炷灸和艾条灸2种灸法。

（1）艾炷灸

艾炷灸分为直接和间接，直接灸又有化脓灸和非化脓灸之分，在此我们介绍养生保健之灸法，所以采用非化脓灸。间接灸根据间隔物的不同分为隔姜灸、隔蒜灸、隔盐灸和隔胡椒饼灸等。

1）非化脓灸

将艾炷直接放置于穴位上点燃施灸，以觉温烫而止，没有瘢痕形成，称为非化脓灸，也叫无瘢痕灸。

具体操作时，应先采取适当体位，在施灸穴位上涂少量的凡士林，以便艾炷黏附，然后将艾炷点燃，受灸者感到微有灼痛时，用镊子将艾炷夹去，更换艾炷再灸，重复3～5次，整体的原则是以局部皮肤出现红晕而不起泡为度。

2）隔姜灸

取新鲜生姜一块，沿纤维纵向切成厚0.2～0.5厘米的姜片，中间用三棱针穿刺数孔。施灸时，将其放在穴区，将大或中等艾炷放在其上，点燃。待患者有局部灼痛感时，略略提起姜片，或更换艾炷再灸。每次灸5～8壮，以局部潮红为度。灸毕用红花油涂于施灸部位，防止皮肤灼伤。

3）隔蒜灸

用新鲜大蒜头切成0.2～0.3厘米的薄片，中间用针穿刺数孔，上至艾炷放在穴位或患处，点燃施灸，每灸3～4壮，也可取适量大蒜，捣碎成蒜泥敷于穴位上置艾炷点燃施灸。因大蒜汁对皮肤有刺激性，灸后容易起泡，应注意保护灸面。

4）隔盐灸

此法又称神阙灸，只适用于脐部。用干净的食盐填平脐孔，放上姜片和艾炷施灸。如不用姜片，将艾炷直接放于食盐上灸，应注意防止食盐受火爆起而烫伤皮肤。

（2）艾条灸

艾条灸是指将艾条一端点燃后，在穴位或患处施灸的方法。有悬起灸（温和灸、雀啄灸、回旋灸）和实按灸之分。

1）温和灸

将艾条燃着一端，在所选穴位上空熏灸。先反复测度距离，至患者感觉局部温热舒适而不灼烫，即固定不动（一般距皮肤约3厘米）。每次10～15分钟，以施灸部位出现红晕为度。

2）雀啄灸

将艾条燃着的一端对准施灸的部位，类似鸟雀啄食般一起一落，忽近忽远的施灸。一般每穴灸5～10分钟。此法热感比温和灸强，应注意防止烫伤。

3）回旋灸

将艾条点燃端先在选定的穴区或患部熏灸测试，至局部有灼热感时，即在此距离作平行往复回旋施灸，每次20～30分钟，以局部潮红为度，防止烫伤。

4）实按灸

选定施灸穴位，先在所灸穴位上覆盖8～10层棉纸，然后用艾条点燃一端隔纸紧按在穴位上，停留2～3秒即提起，稍作停顿后再按，反复施灸。操作时最好同时点燃两根艾条，交替按压。

3. 肝病常见病症的灸法

（1）胁痛

方法一

【主穴】肝俞、期门、阳陵泉、太冲、期门、足三里、三阴交。

【配穴】呕恶者加中脘；口苦者，加内关、中脘；头晕者，加百汇；舌质紫暗者，加膈俞。

【操作】用艾条温和灸，各灸5～10分钟，每日1～2次，7次为一个疗程；用艾炷无瘢痕灸，各灸3～5壮，每日1～2

次，7次为一个疗程。

方法二

【取穴】肝俞、期门、膻中、膈俞、阿是穴

【操作】用艾炷无瘢痕灸，各灸3～5壮，每日或隔日1次，中病即止；用艾条温和灸，每次取3～5穴，各灸10～15分钟，每日1～2次，中病即止。

（2）失眠

方法一

【主穴】心俞、内关、神门。

【配穴】烦躁易怒者，加肝俞、太冲；头痛、头晕者，加风池；脘痞痰多者，加丰隆；神疲倦怠者，加足三里、百会。

【操作】用艾条温和灸，每次取5～6穴，各灸5～10分钟，每日1～2次，7次为一个疗程；用艾炷隔姜灸，每次取3～5穴，各灸3～5壮，每日1～2次，7次为一个疗程。

方法二

【主穴】神门、足三里、心俞、脾俞、三阴交。

【配穴】健忘者，加志室，百会；眩晕者，加风池；腰痛者，加太溪、照海；情志不舒者，加行间，太冲。

【操作】用艾条温和灸，每次取3～5穴，各灸5～10分钟，每日1～2次，5～7次为一个疗程；用艾炷隔姜灸，每次取3～5穴，各灸3～5壮，每日1～2次，5～7次为一个疗程。

方法三

【取穴】华佗夹脊穴。

【操作】用艾条温和灸或回旋灸，每晚1次，以灸至局部皮肤发红为度。

（3）黄疸

黄疸有阳黄和阴黄之分。黄色鲜明如橘者，为阳黄；黄色晦暗如烟熏者，为阴黄。

方法一

【主穴】① 肝俞、胆俞、阳陵泉、阴陵泉、太冲。 ② 脾俞、胆俞、中脘、关元、足三里、三阴交。

【配穴】神疲者，加命门、志室；便溏者，加天枢；失眠者，加神门。

【操作】① 适于阳黄。② 适于阴黄。用艾炷无瘢痕灸，取3～5穴，每灸3～5壮，每日1～2次，7～10天为一疗程；用艾条温和灸，每次取3～5穴，各灸10～15分钟，每日1～2次，7～10天为一疗程。

方法二

【主穴】至阳、胆囊、胆俞、阳陵泉、阴陵泉、太冲。

【配穴】热重者，加大椎；腹胀便秘者，加天枢、大肠俞；脘闷者，加足三里。

【操作】此方适于阳黄，用艾条温和灸，每次取3～5穴，各灸10～15分钟，每日或隔日1次，10天为一疗程。

方法三

【主穴】脾俞、胆俞、中脘、三阴交。

【配穴】便溏者，加足三里、关元；神疲畏寒者，加志室、命门。

【操作】此方适于阴黄，用艾条温和灸或回旋灸，每次取3～5穴，各灸10～15分钟，每日1次，10天为一疗程。每疗程间休息2～3天。

（4）腹胀

方法一

【取穴】脾俞、胃俞、大肠俞、小肠俞、关元、足三里。

【操作】用艾条温和灸或回旋灸，每次取3～5穴，各灸10～15分钟，每日1次，中病即止。

方法二

【取穴】天枢、足三里、上巨虚、中脘。

【操作】用艾条温和灸，每次灸10～15分钟，每日1～2次，灸至局部皮肤潮红、症减为度。

方法三

【取穴】天枢、足三里、太冲、关元、中脘。

【操作】用艾条温和灸，每次灸10～15分钟，每日1次，5～7次为一疗程；用艾炷隔姜灸，每次取2～3穴，各灸3～5壮，每日1次，5～7次为一疗程。

（5）便秘

方法一

【取穴】脾俞、胃俞、大肠俞、三阴交、足三里、关元、神阙。

【操作】用艾条温和灸，每次取4～6穴，各灸3～5壮，每日1次，5～7次为一疗程；用艾炷隔蒜灸，每次取3～5穴，每穴用3～5壮，每日1次，3～5日为一疗程。

方法二

【取穴】天枢、神阙、大肠俞、关元

【操作】用艾条温和灸，每次取4～6穴，各灸3～5壮，每日1次，7～10次为一疗程；用艾炷隔盐灸，取食盐适量，填平脐孔，然后在盐上置一姜片，上置艾炷点燃，每次5～7壮，至皮肤潮红为度。

（6）腹水

方法一

【取穴】肾俞、膀胱俞、中极、水道、三阴交。

【操作】用艾炷无瘢痕灸，每次3～5穴，各灸5～7壮，每日1～2次，7～10次为一疗程；用艾条温和灸或雀啄灸，每次取4～6穴，各灸3～5壮，每日1次，7～10次为一疗程。

方法二

【取穴】三焦俞、小肠俞、中极、阴陵泉、太冲、涌泉。

【操作】用艾条温和灸，每次取4～6穴，各灸3～5壮，每日1次，7～10次为一疗程；用艾炷无瘢痕灸，每次3～5穴，各灸5～7壮，每日1～2次，7～10次为一疗程。

（7）脂肪肝

方法一

【取穴】肝俞、脾俞、大椎、足三里、期门、章门、中脘。

【操作】用艾炷无瘢痕灸，每次2～4穴，各灸5～7壮，每日或隔日1次，10次为一疗程；用艾条温和灸，每次取3～

5穴，各灸3～5壮，每日1次，10次为一疗程。

方法二

【取穴】足三里、大肠俞、丰隆、上巨虚、期门。

【操作】用艾炷隔姜灸，每次3～5穴，各灸5～7壮，每日或隔日1次，10次为一疗程；用艾条温和灸，每次取3～5穴，各灸3～5壮，每日1次，10次为一疗程。

4. 灸法常用保健穴位

（1）足三里

足三里是足阳明胃经的合穴，具有健脾胃、促消化、调气血、扶正气等作用，经常灸之可以防病健身，增强机体抵抗力。采用艾炷无瘢痕灸，3～5壮为宜；也可用艾条温和灸，每次10～15分钟。

（2）关元

关元归属任脉，手太阳小肠经之募穴，具有温肾固精、培本固元、理气和血、通调冲任的作用，主治虚损。多采用艾炷无瘢痕灸、艾炷隔姜灸、艾条温和灸、回旋灸等，以小腹温暖舒适感、局部皮肤潮红为度。

（3）神阙

神阙属任脉经穴，为保健要穴之一，具有温补元阳、健运脾胃、延年益寿之功。可以选用艾炷隔盐灸、隔姜灸、艾条温和灸等，每次5～7壮，10～15分钟，灸至腹内有温暖舒适感、局部皮肤发热为宜。

（4）涌泉

涌泉乃足少阴肾经穴位，常用保健要穴，具有补肾益精、宁神开窍、疏肝调气之功。采用艾炷无瘢痕灸，每次5 ～ 10壮。

（5）大椎

大椎归属督脉，又名百劳，为手足三阳、督脉之会，具有通阳解表、清热解毒、疏风散寒、肃肺调气之功效。可选用艾炷无瘢痕灸、隔姜灸和艾条温和灸等。

（6）三阴交

三阴交归于足太阴脾经，乃足三阴经之交会穴，具有健脾和胃、调补肝肾、调气和血的作用。可选用艾炷无瘢痕灸，每次3 ～ 5壮；艾条温和灸，每次10 ～ 20分钟。

5. 灸法的注意事项

① 施灸前应根据不同病情选取穴位，体位要平正舒适，且能持久固定，便于操作。

② 施灸的顺序为：先阳经后阴经、先上部后下部、先背部后腹部、先躯干后四肢。

③ 艾炷灸的施灸量，在实际操作时应根据病情、年龄、体质、耐受度及施灸的部位来衡量。老人、小孩、身体虚弱者，施灸时艾炷量宜小，灸的时间应短。冬季宜灸，春秋应少，夏天次之。灵活掌握，视具体情况而定。

④ 灸法应用广泛，但阴虚阳亢、邪实内闭及热毒炽盛者慎用。颜面部和大血管附近的穴位如睛明、丝竹空、瞳子髎、人

迎、曲泽、委中等穴一般禁灸或慎灸。

⑤ 施灸后皮肤出现红晕是正常现象，若火力过强，施灸过重，皮肤易发生水泡，水泡小者，可待其自行吸收；水泡较大者，可用消毒针沿皮穿刺，放出水液，消毒，覆盖以纱布。

⑥ 在施灸过程中，若患者突然出现头晕、眼花、恶心、心慌出汗等症状时，应及时停止施灸，令患者平卧，饮适量温水或糖水，休息片刻即可缓解。不可在饥饿、疲劳及大汗大渴时施灸。

⑦ 施灸过程中，防止艾火掉落烫伤皮肤。施灸完毕，应及时熄灭艾炷和艾条，以防复燃引发火灾。

四、拔罐疗法

拔罐法，俗称拔火罐，是一种以罐为工具，利用燃烧、挤压等方法排除罐内空气，造成负压，使罐吸附于体表，形成局部皮肤充血的一种治疗方法。

现代科学研究表明，拔罐时的负压、温热刺激，能使血管扩张，毛细血管通透性改变，调节局部微循环状态，促进新陈代谢，增强机体抵抗力。

拔罐可分为火罐法和水罐法。火罐法一般运用闪火法，即用镊子夹取95%酒精棉球，点燃后在罐内绕1～3圈后抽出，迅速将罐子扣在应拔的部位。水罐法是将竹罐放入水中煮沸5～10分钟后用镊子夹出，甩去水液，迅速用折叠的毛巾紧扣罐口，乘热按在施术部位的皮肤上。倘若在水中加入适量的药物，即称为药罐法。

拔罐法具有行气活血、舒筋活络、祛风除湿、温经散寒、消肿散结等功效。

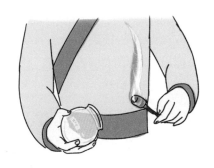

1. 肝病常见病症的拔罐疗法

（1）腹胀、便秘、腹泻

方法一

【部位】肝俞、天枢、中脘、下脘、足三里。

【操作】取仰卧位，皮肤常规消毒后，用闪火法把罐吸附在上述穴位处，强度以单手能上提罐体带动肌肉且受术者能耐受为度，留罐10～15分钟。起罐后用手掌摩腹2～3分钟，配合点揉足三里穴2～3分钟。

【适应证】本方适用于肝脾不调之纳食减少、消化不良、腹胀不适等症者。

方法二

【部位】腹部。

【操作】取仰卧位，皮肤常规消毒，在腹部及罐口涂以适量润滑剂，用闪火法把罐吸附与皮肤上，然后以手握罐底，稍倾斜，即推动方向的后边着力，前边略抬起，慢慢向前推动，这样在皮肤表面来回移动，至皮肤潮红充血为度（此法为走罐法）。

泻法：走罐时，以肚脐（神阙穴）为圆心，顺时针移动；

补法：走罐时，以肚脐（神阙穴）为圆心，逆时针移动；

平补平泻：顺时针、逆时针两者皆用。

【适应证】平补平泻予以调整脾胃功能；泻法可治疗饮食不消、腹胀、便秘等；补法可适用于脾胃运化无力、虚性泄泻等症者。

方法三

【部位】中脘、天枢、足三里、上巨虚。

【操作】取莱菔子、神曲、山楂、鸡内金、茯苓、白术、陈皮各30克，装入纱袋中，放入砂锅加入适量水煮沸，然后放入竹罐，再煮5～10分钟，用镊子夹出，甩去水液，迅速用折叠的毛巾紧扣罐口，乘热按在上述上，留罐10～15分钟。

【适应证】本法可以适用于肝病症见腹胀不适、纳食不香者。

方法四

【部位】肝俞、脾俞、大肠俞、天枢、足三里。

【操作】取党参30克，茯苓30克，白术15克，甘草9克，白扁豆15克，山药30克，陈皮9克，香附9克，砂仁9克，装入纱袋中，放入砂锅加入适量水煮沸，然后放入竹罐，再煮5～10分钟，用镊子夹出，甩去水液，迅速用折叠的毛巾紧扣罐口，趁热按在上述穴位上，留罐10～15分钟。

【适应证】本方可以用于肝病症见大便稀溏者。

（2）失眠

方法一

【部位】肝俞、心俞、内关、太冲。

【操作】取坐位，皮肤常规消毒后，用闪火法把罐吸附在上述肝俞、心俞穴位处，以单手能上提罐体带动肌肉且受术者能耐受为度，留罐10～15分钟。内关与太冲穴可以采用闪罐法。起罐后配合点按太冲穴2～3分钟。

【适应证】本方适用于肝郁不舒之失眠伴见急躁易怒、胸胁胀痛等症者。

方法二

【部位】心俞、脾俞、足三里、三阴交。

【操作】取坐位，皮肤常规消毒后，用闪火法把罐吸附在上述肝俞、心俞穴位处，以单手能上提罐体带动肌肉且受术者能耐受为度，留罐10～15分钟。

【适应证】本方适用于肝病之心脾两虚之失眠，症见多梦易醒，心悸健忘，伴头晕目眩，肢倦神疲，面色少华等症者。

方法三

【部位】肝俞、章门、行间、太冲。

【操作】取适量的柴胡、川芎、白芍、枳壳、枳实、陈皮、香附、甘草，装入纱袋中，放入砂锅加入适量水煮沸，然后放入竹罐，再煮5～10分钟，用镊子夹出，甩去水液，迅速用折叠的毛巾紧扣罐口，乘热按在上述穴位上，留罐 10 ～ 15 分钟。行间与太冲穴可以采用闪罐法反复拔罐与起罐。起罐后配合点按行间、太冲穴 2 ～ 3 分钟。

【适应证】本方适用于肝郁不舒之失眠。

方法四

【部位】心俞、脾俞、肾俞、公孙。

【操作】取适量的党参、茯苓、白术、当归、远志、酸枣仁、木香、甘草。装入纱袋中，放入砂锅加入适量水煮沸，然后放入竹罐，再煮 5 ～ 10 分钟，用镊子夹出，甩去水液，迅速用折叠的毛巾紧扣罐口，乘热按在上述穴位上，留罐 10 ～ 15 分钟。公孙穴可以采用闪罐法反复拔罐与起罐。起罐后配合点按公孙穴 2 ～ 3 分钟。

【适应证】本方适用于肝病之心脾两虚之失眠者。

（3）乏力

方法一

【部位】肝俞、腰眼、肾俞、命门、足三里。

【操作】取俯卧位，皮肤常规消毒，用闪火法把罐吸附在上述穴位处，强度以单手能上提罐体带动肌肉且受术者能耐受为度，留罐 10 ～ 15 分钟。起罐后用手掌来回擦腰部皮肤，以温热为度。

【适应证】本方适用于肝病患者见乏力易疲、腰膝酸软者。

方法二

【部位】腰部。

【操作】取俯卧位，皮肤常规消毒，在腰部皮肤及罐口涂以适量润滑剂，用闪火法把罐吸附与皮肤上，然后以走罐法沿腰部两侧肌肉移动罐体，以皮肤潮红为度。起罐后，注意配合腰部活动2～3分钟。

【适应证】本方适用于肝病患者见腰酸体倦者。

方法三

【部位】肾俞、命门、委中、太溪。

【操作】取适量的怀牛膝、桑寄生、杜仲、淫羊藿、熟地黄、丹参，装入纱袋中，放入砂锅，加入适量水煮沸，然后放入竹罐，再煮5～10分钟，用镊子夹出，甩去水液，迅速用折叠的毛巾紧扪罐口，乘热按在上述穴位上，留罐10～15分钟。

【适应证】本方适用于肝病见体倦疲乏、免疫力低下者。

方法四

【部位】肺俞、风门、肾俞、足三里、大椎。

【操作】取适量的黄芪、防风、白术、党参、茯苓、甘草，装入纱袋中，放入砂锅加入适量水煮沸，然后放入竹罐，再煮5～10分钟，用镊子夹出，甩去水液，迅速用折叠的毛巾紧扪罐口，乘热按在上述穴位上，留罐10～15分钟。

【适应证】本方适用于肝病见免疫力低下易于外感者。

2.拔罐的注意事项

① 体质过于虚弱者不宜拔罐。

② 心脏病、血液病、皮肤病、孕妇、妇女经期时不宜拔罐。

③ 肚脐、心前区，皮肤细嫩、破损、瘢痕处，乳头、骨突出处不宜拔罐。

④ 拔罐前应对拔罐部位进行消毒，点火棉球要尽快送入罐底，通过罐口要快，避免罐口过烫使皮肤受损。

⑤ 应注意留罐时间，一般为15～20分钟，时间不宜过长以免起泡。

⑥ 起罐时以指腹按压罐旁皮肤，待空气进入罐内即可取下。

⑦ 拔罐后不可立即洗澡，此时洗澡容易导致皮肤破损、感染。拔罐时应避免吹风，防止受凉。

⑧ 拔罐后如果出现小水泡不必特殊处理，待其自然吸收即可。若水泡较大，应用消毒针刺破水泡，放出内液，涂烫伤膏，并敷以纱布，保护伤口。

五、足部按摩疗效

足部按摩是操作者运用一定推拿手法，或借助适宜的工具（如按摩锤、按摩棒等），作用于足部的病理反射区或穴位来调整阴阳、气血和脏腑，起到扶正祛邪、疏通经络的作用，是历代医家共同努力创立的独特疗法。

1. 足部按摩的作用原理

（1）促进血液循环学说

心脏的跳动带动周身血液循环，足部离心脏最远，容易出现微循环障碍。经常按摩足部可改善血液循环，减轻心脏负担，加快机体新陈代谢。

（2）经络学说

《素问厥论》说："阳气起于五趾之表，阴气起于足五趾之里。"认为足阴经起于足，足三阳经止于足，奇经八脉中阴、阳维脉，阴、阳跷脉皆起于足部，足部与全身脏腑器官均有关联，足疗可起到调理脏腑的作用。

（3）神经反射学说

该学说认为人体的脏腑组织器官在双足都有特定的反射区。当机体出现异常时，足部对应的反射区会出现不同程度的变化，如产生沙粒状、条锁状的小结节等，按摩刺激可以激发人体潜能，提高机体的免疫力，维护内环境平衡，阻断体内原有病理信息的反射。

2. 足部反射区

反射区是遍及全身的神经聚焦点，足部反射区可以反映以下脏腑器官的生理病理信息（见表2）。

表2 足部反射区定位

名　称	部　　　　位
大　脑	双足大拇趾第一节底部肉球处。左半大脑反射区在右足上，右半大脑反射区在左足上
额　窦	双足的五趾靠尖端约1厘米的范围内。左额窦反射区在右足上，右额窦反射区在左足上

（续表）

名　称	部　　位
小脑、脑干	双足拇趾近节基底部外侧面。左小脑、脑干反射区在右足上，右小脑、脑干反射区在右足上
垂　体	足底双拇趾趾腹的中间偏内侧一点（在脑反射区深处）
三叉神经	在足拇趾第一节的外侧约45°角，在小脑反射区前方。左侧三叉神经反射区在右足上，右侧三叉神经反射区在左足上
鼻	双足拇趾腹内侧延伸到拇趾甲的根部，第一趾间关节前。左鼻的反射区在右足上，右鼻的反射区在左足上
颈　项	双足底大拇趾根部。左侧颈项反射区在右足上，右侧颈项反射区在左足上
眼	双足第二趾与第三趾中部与根部（包括足底和足背两个位置）。左眼反射区在右足上，右眼反射区在左足上
耳	双足第四趾与第五趾的中部和根部（包括足底和足背两个位置）。左耳反射区在右足上，右耳反射区在左足上
斜方肌	双足底眼、耳反射区下方宽约1指的横带状区域
甲状腺	双足底第一跖骨与第二跖骨之间以及第一跖骨远侧部连成带状
甲状旁腺	双足内侧缘第一跖趾关节前方的凹陷处
肺、支气管	斜方肌反射区后方，自甲状腺反射区向外到肩反射区处约一横指宽的带状区域。支气管敏感带位于肺反射区中部向第三趾延伸之区带
胃	双足底第一跖趾关节后方约一横指幅宽
十二指肠	双足底第一跖骨近端，胃反射区之下方

（续表）

名　称	部　　位
胰	双足底第一跖骨体中下段胃反射区与十二指肠反射区交汇处
肝	右足底第四、五跖骨间肺反射区的下方及足背上与该区域相对应的位置
胆　囊	右足底第三、四趾间划一竖线，肩关节反射区划一横线，两线的交界处即为胆囊反射区
腹腔神经丛	双足底第二、三跖骨之间，肾与胃反射区的周围
肾上腺	双足底第三跖骨与趾骨关节所形成的"人"字形交叉的稍外侧
肾	双足底第二、三跖骨近端的1/2，即足底的前中央凹陷处
输尿管	双足底自肾脏反射区至膀胱反射区之间，约1寸长呈弧线状的一个区域
膀　胱	内踝前下方，双足内侧舟骨下方，拇展肌侧旁
小　肠	双足底楔内到跟骨的凹陷处。为升结肠、横结肠、降结肠、乙状结肠、直肠反射区所包围区域
盲肠、阑尾	右足底跟骨前缘靠近外侧
回盲瓣	右足足底跟骨前缘靠近外侧，在盲肠反射区的上方
升结肠	右足足底小肠反射区的外侧与足外侧缘平行，从足跟前缘至第五跖骨底的带状区域
横结肠	双足底中间第一至五跖骨底部与第一至三次楔骨（即内、中、外侧楔骨）、骰骨交界处，横越足底的带状区域
降结肠	左足足底第五跖骨底沿骰骨外缘至跟骨前缘外侧，与足外侧平行的竖带状区域

（续表）

名　称	部　位
乙状结肠、直肠	左足底跟骨前缘的带状区域
肛　门	左足底跟骨前缘直肠反射区的末端，约近于足底内侧拇展肌外侧缘
心　脏	左足底肺反射区下方，第四、五跖骨头之间与肩关节反射区平行
脾	左足底第四、五跖骨之间，距心脏反射区正下方一横指
生殖腺（性腺）	位置之一位于双足底跟骨的中央；另一位置在跟骨外侧踝骨后下方的直角三角形区域。女性此三角形的直角边为卵巢敏感区，此三角形的斜边为附件（输卵管）敏感区
下　颌	双足拇趾第一趾骨关节横纹下方的带状区域
血压点	双足颈反射区的中部
食道、气管	双足底第一跖内与趾骨关节上下方，下接胃反射区
头、颈淋巴结	双足各足趾间的趾骨跟部呈"凹"字形，足底足背两面都有
失眠点	双足底跟骨中央，在生殖腺反射区上方

3. 肝病常见病症的足部按摩疗法

（1）胁痛

方法一

取适量的柴胡、川芎、枳实、香附、甘草、陈皮。将上药用清水浸泡30分钟煮沸，取药液与开水同入盆中浴足，每晚1次，30分钟。

方法二

取适量的柴胡、当归、茯苓、白术、薄荷、生姜片。将上药用清水浸泡30分钟煮沸，取药液与开水同入盆中浴足，每晚1次，30分钟。

处方三

取适量的陈皮、青皮、枳实、瓜蒌、凌霄花。将上药用清水浸泡30分钟煮沸，取药液与开水同入盆中浴足，每晚1次，30分钟。

选用上述方浴足后，配合按摩足部肝、胆、心、脾胃区，可疏肝理气，改善肝气不舒之两胁胀痛、胸闷不适等症。

（2）失眠

方法一

取适量的枣仁、川芎、知母、茯苓、甘草。将上药用清水浸泡30分钟煮沸，取药液与开水同入盆中浴足，每晚1次，30分钟。

方法二

取适量的丹参、远志、当归、五味子、麦冬。将上药用清水浸泡30分钟煮沸，取药液与开水同入盆中浴足，每晚1次，30分钟。

方法三

取适量的茯神、当归、合欢花、枳实、石菖蒲。将上药用清水浸泡30分钟煮沸，取药液与开水同入盆中浴足，每晚1次，30分钟。

方法四

取适量的柴胡、白芍、川芎、枳壳、陈皮、香附、甘草。将上药用清水浸泡30分钟煮沸，取药液与开水同入盆中浴足，每晚1次，30分钟。

选用上述方浴足后，配合按摩足部肝、心、肾、大脑、失眠点，可改善失眠、多梦易醒等症。

（3）黄疸

方法一

取适量的茵陈、栀子、大黄、车前子、车前草、甘草。将上药用清水浸泡30分钟煮沸，取药液与开水同入盆中浴足，每晚1次，30分钟。

方法二

取适量的茵陈、泽泻、猪苓、茯苓、白术、桂枝、黄芩。将上药用清水浸泡30分钟煮沸，取药液与开水同入盆中浴足，每晚1次，30分钟。

方法三

取适量的柴胡、白芍、川芎、枳壳、陈皮、香附、当归、甘草。将上药用清水浸泡30分钟煮沸，取药液与开水同入盆中浴足，每晚1次，30分钟。

选用上述方浴足后，配合按摩足部肝、胆、脾、三焦、膀胱区，可以清利湿热，促进胆汁排泄，改善黄疸。

（4）腹胀

方法一

取适量的木香、砂仁、陈皮、半夏、茯苓、党参、白术、甘草。将上药用清水浸泡30分钟煮沸，取药液与开水同入盆中浴足，每晚1次，30分钟。

方法二

取适量的青皮、陈皮、山楂、枳壳、大黄、茯苓。将上药用清水浸泡30分钟煮沸，取药液与开水同入盆中浴足，每晚1次，30分钟。

方法三

取适量的黄芪、白术、陈皮、升麻、当归、山楂、麦芽。将上药用清水浸泡30分钟煮沸，取药液与开水同入盆中浴足，每晚1次，30分钟。

选用上述方浴足后，配合按摩足部脾、胃、大肠、小肠、肝、胆、胰区，可调理脾胃，健运助化，改善腹胀、消化不良等症。

（5）腹水

方法一

取适量的车前子、萹蓄、滑石、大黄、瞿麦、通草、甘草。将上药用清水浸泡30分钟煮沸，取药液与开水同入盆中浴足，每晚1次，30分钟。

方法二

取适量的猪苓、茯苓、泽泻、泽兰、大腹皮、车前草、滑石。将上药用清水浸泡30分钟煮沸，取药液与开水同入盆中浴足，每晚1次，30分钟。

方法三

取适量的黄芪、汉防己、白术、甘草、薏苡仁、大黄。将上药用清水浸泡30分钟煮沸，取药液与开水同入盆中浴足，每晚1次，30分钟。

选用上述方浴足后，配合按摩足部脾、肾、膀胱、输尿管、肝区，可促进水液代谢，改善水肿、腹水等症。

（6）乏力

方法一

取适量的党参、白术、茯苓、甘草。将上药用清水浸泡30分钟煮沸，取药液与开水同入盆中浴足，每晚1次，30分钟。

方法二

取适量的黄芪、白术、防风、荆芥。将上药用清水浸泡30分钟煮沸，取药液与开水同入盆中浴足，每晚1次，30分钟。

选用上述方浴足后，配合按摩足部肺、气管、支气管、肾、膀胱区，可以增强人体正气，提高抵抗力。

4. 足部按摩时的注意事项

① 饭前或饭后半小时内不宜按摩，饭前易引起低血糖，饭后会减少胃肠血流，加重胃肠负担。

② 浴足液的温度不宜超过60℃，以免烫伤。

③ 浴足、按摩时间不宜过长，一般以30 ～ 60分钟为宜。

④ 按摩前后应饮用200～300毫升温开水，以促进代谢废物排出体外。

⑤ 足部有外伤或感染者，不宜按摩。

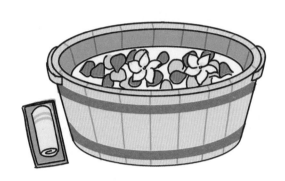

主要参考文献

[1] 高玉琪，蔡学杰.中医奇妙养生方大全[M].北京：中国人口出版社.2010.

[2] 刘希茹，刘莹.艾灸保健[M].上海：上海中医药大学出版社，2004.